大展好書 好書大展

卡拉OK健康法

醫學博士
福田伴男／著
陳蒼杰／譯

目 錄

第一章 我所體驗和推薦給患者們，卡拉ＯＫ健康法之威力

第二章　卡拉ＯＫ為何對身心有健康效果？

第三章　卡拉OK對什麼症狀有效？

第四章 何種唱法才能提高健康效果

第五章　學會一些知識，卡拉OK健康法效果倍增

第六章 唱歌的場所、唱歌的伙伴對健康效果有不同的效果

第一章

我所體驗和推薦給患者們，卡拉ＯＫ健康法之威力

內向、討厭應酬、患有氣喘、胃弱的我，以卡拉ＯＫ「變身」

以「內科、小兒科、日本演歌」「卡拉ＯＫ、醫師」聞名的我，是一位開業醫師。但橫濱卡拉ＯＫ研習會會長、日本業餘歌謠聯盟的橫濱分部主任的地位，使我更著名。我自己以為如此。可能也是一位與卡拉ＯＫ迷一起玩樂、活動的有趣醫生。我不僅唱卡拉ＯＫ、繪畫，還有登山、釣魚，只過著悠閒的玩樂生活。但不知為何到醫院來看病的人越來越多。

我自己也覺得奇怪，為何以前的我，會那麼內向、那麼難以相處。而能使我有一百八十度的轉變者，必然是卡拉ＯＫ所賜予的力量。

我是大分縣國東的鄉下人家所養的孩子。從小就不愛講話，尤其在人前，更因怕生不敢說話，而滿面通紅。很怕到別人的面前。尤其媽媽交代我買東西，更覺得是一件很痛苦的差事。「去買味噌」「去買鹽」，我都覺得可怕萬分。只不過向老闆娘說「我要買一百公克的味噌」都很難為情不敢開口，何況和別人聊天。遊戲也是一個人孤獨的玩。因而從小學時代，就一個人到河邊去釣鯽魚、溪哥魚。除此之外，我還喜歡繪畫和寫作文。在我的嗜好中怡然自得，但要和同學玩耍卻覺得很棘手。

到了中學時代，還是無法擺脫孤獨內向的個性，中午休息時間，眼看著吃完便當，就馬上到操場佔位子的同學，我自己一個人就到圖書館看書，或到圖畫室畫圖。幾乎不曾到戶外去活動。雖然獅子文六、石坂洋次郎、武者小路實篤、夏目漱石的文學全集，讀來不甚理解，只不過是追著文字罷了，但無論如何，以這個角度來看，我的確不屬於活潑開朗的孩子。

我想可能由於我患有氣喘、胃功能衰弱才影響我的性格吧！再加上我的家庭氣氛很嚴肅，完全沒有快樂明朗的家庭環境。

我的祖父以前是村長，也當過中學老師。父親是純粹九州人的個性，擔任醫學部教授。以男女吃飯都需要區分，在男尊女卑的環境中長大。

因此在用餐時，從沒有人敢開玩笑，大家都默默的吃飯而已。可以成為話題的，多半是巴斯德、史懷哲博士等的傳記。擔任學者、教授以及醫院院長的家父，以教育者的立場，來為我們講述這些傳記。在教育的觀點上，當然這是很好的話題，卻不是很快樂的時刻。家父無任何的嗜好，只是一味的工作。他曾經斷然的說，他是不需要任何嗜好的。他一回到家，空氣就凝結一層嚴肅的氣氛，可以說毫無輕鬆自然的氣氛可言。

結了婚來到我家的妻子，對我說她對我們家的印象是「家裡好陰沉」。難怪她有這種想法。因為我從未看過母親在廚房裡，一面烹調一面聽音樂，那種愉悅的場面。而母親總是嫻靜的坐著，開口的話題是「德國的醫師科赫發現了結核菌和霍亂菌，後來得了諾貝爾獎……北里柴三郎是他的弟子……」等等。

可是，妻子的生長環境完全與我相反。她是在普通的家庭長大。兄弟姊妹都很開朗，加上家庭裡充滿了樂聲，所以長大後學習舞蹈，是個舞蹈家，藝術方面造詣很深，平常在人前表演非常自在，屬於處在華麗世界的族群。因此以妻子觀點來看，完全聽不到一點音樂聲的家，當然是一片陰暗。

從我在橫濱街上開業以來，被認為是這一帶最可怕的醫師。這還是我後來從病患口中聽來的……。我看診時非常熱心，也很認真做治療，因此來看病的病人不少，評語也不錯。但是他們都認為我「太嚴肅了」。

我對不照顧自己身體的患者，我會很生氣。對於喜歡吃的藥，不按照分量吃，或自己做判斷，用錯誤的方法自我治療的人，非常反感，會毫無留情的謾罵，因為如果沒有稍加修正，對病患本人並無好處。

現在該生氣時，我還是會生氣。但是當時我對自己很嚴格，對他人要求也很高，完全沒有寬恕心與包容心。只是以對與不對嚴格的強制周遭的人遵守。護士小姐偶而有些錯失時，不管患者在不在旁邊，我都會激烈的責罵。

「那位醫生，生起氣來會丟病歷表。」

於是這樣的風聲傳揚了出去，我的個性對於一切都很熱中，因此，連生氣都徹底的憤怒。我覺得當時沒有因血壓上升而昏迷，是一件很奇怪的事。

現在想起來，當時在我周遭的人，可能都處於很緊張的狀態吧！

可是像那麼陰沉可怕又嚴肅、連開玩笑都不會、極為呆板的我，竟能「變身」成功，其契機無疑是卡拉ＯＫ所造成。

五音不全的我，為何想唱卡拉ＯＫ

追溯起來已經有十五年了，日本社會出現了「第二次卡拉ＯＫ熱潮」。只要是人們聚集，或宴會時，必然會拿出麥克風來熱鬧一番。當時還沒有出現ＫＴＶ，只是在餐廳唱唱歌，或在家庭使用卡拉ＯＫ專用唱機，裝入卡帶而已。

對於性格內向的我來說，宴會本身就是很討厭的場合。因我太古板，不會喝酒。加上不會找話題與人交流。如果在宴會場合，與人談論生化學或論文，對方一定會感到索然無味吧！只是談天說地，說說黃色笑話，必然會使場面熱絡愉快，但是我實在說不出來。因此一想到宴會，我就感到痛苦萬分。

這時卡拉ＯＫ誕生了。無論醫師會或同學會，會中必然會有人唱歌，很快樂又很熱鬧。也有人打拍子助興。可是當時的我不會打拍子。因為沒有節奏感，所以不知如何打拍子。連黑田節這首節奏分明的歌，我都不會打拍子。遇到節奏稍有變化，我簡直是束手無策。現在我仍然不拿手，可是當時可說更糟糕，連左右都分不清。有時拍著拍著，突然發現和原來的節拍脫節了，更是索然無趣，只是機械式、義務性的附和而已。

由於不懂節奏，當然音程也無法掌握，可說是一位五音不全者。其實我在小學時代，就有五音不全的傾向。因此音樂課與體育課是我最討厭的回憶。現在想起來，在音樂課裡，我常被我初戀的女老師鞭打，要不然就是在走廊罰站。一起合唱時，不知自己的聲音該從哪裡出來，唱歌時，不知何因只有我的聲音會拖節拍。音樂考試的題目我都不會。現在我仍然不會看五線譜，很多記號也看不懂。只覺得是一些莫名其妙的圖案，在我眼前扭來扭去罷了。

由於有這些狀況，因此不可能和朋友再到第二家去繼續玩樂。可是大家正在興頭上，如果我說「我要回家」是非常令人討厭而掃興的事。其實我心中也想過，能夠的話和大家一起去交際應酬應該也不錯。但還是有禁不住想回去的念頭。可是這樣做，不僅對方無趣，我自己也覺得很無聊，於是常常陷入兩難。

這個煩惱困擾我很久，有一天，終於下定決心向妻子說「你教我唱歌吧！」

身為丈夫的我，這樣讚美自己妻子好像很奇怪。但是妻子對演藝的確天賦異稟。她曾經上過新橋演舞場和歌舞伎座的舞台去表演。現在每年都在國立劇場之大舞台，舉辦舞蹈發表會。她從八歲開始學習舞蹈，加上喜歡唱歌，現在又以著名地方民謠舞高手而聞名，我要求妻子教我唱歌，而開始練習我自己最不拿手的歌唱。

妻子首先教我狄克峰的「夜霧的布魯斯」。接著是鶴田浩二的「紅黑布魯斯」，我對音樂完全外行，因此全部是由妻子幫我選曲。可能這些歌聲比較適合我的聲音，所以到現在這兩首曲子仍是我最拿手的歌曲。石原裕次郎的歌我也曾唱過，他的歌看似很容易學，但其實很困難，所以最後就放棄了。

從此以後，每天看診結束就開始惡補，每個晚上進行認真熱烈的訓練，我並不是以狄克峰的歌聲來學習，而是以妻子唱歌為範本來學習。她對任何歌曲都很拿手，可是我卻學得很辛苦。

最麻煩的是，前奏之後，什麼時候要開始唱我都不知道。好像在聽不懂意思的英文一般，聽著前奏不知何時開始唱，等到妻子說「唱！」才開始，卻總是慢了一拍。原因是我聽不出來旋律微妙的變化。

現在年輕人的曲子，從哪裡開始唱我不知道，因此一旦節拍有錯誤，無論如何都趕不上。與此比較，演歌的節奏與前奏就非常清楚。雖然如此，我開始學唱時，仍然無法區分。

對我來說，卡拉OK特訓，就這樣開始了。

剛開始學卡拉OK時，並不知道對健康有幫助

完全不會唱歌的我，勉強的不會脫離節拍唱歌，是在學習唱歌半年之後。

本來我就不是很聰慧的人。我妻子的腦筋如剃刀般的銳利，而我則如柴刀那麼鈍。所以只能使用全身，盡力去砍斷別無他法。我腦筋的功能和性格都如牛般的遲鈍。因此差距那麼大的兩個人，能和平相處四十年實屬不易。工作方面，我是以填鴨式的方法輸入我的腦內。我想把參考書整本記下來，於是無條件的從第一頁開始死背。這就是我的性格。

每個班級都有一、二位資賦優異的人，讀書有要領，功課很好。平常彷彿都在遊戲，但只要稍微用功，就輕鬆的可得到七、八十分。可是我是很拚命、很努力用功、全力以赴才能勉強得到這個分數。這兩種做法，那一種比較好我不知道。

學習唱歌也是如此。妻子學唱一小時的歌，我必須學五個小時，才能和妻子有同樣的成績。因為妻子與我相反，在音樂方面很有天分，可以說音感和節奏感都具備著。以前村落最會唱歌的人，從小就矢志當一位歌手，他練習一小時的歌，我必須耗費好幾倍的時間才能學會。

但是我的個性是，一旦決定做某件事，絕不會半途而廢，一定貫徹始終。

經過半年，勉強學會二首曲子以來，還是無法體會唱歌的樂趣，總是認為音樂實在很困難。學習起來很痛苦，好像又回到準備升學考試的灰色時代一般，只有不斷的努力學習別無他法。到現在我還是認為音樂是一門很困難的功課，對我而言，解答數學和物理的問題可能更容易些。

雖然如此，但我還是持續不斷的練唱。因為音樂對我來說，是個完全未知的世界。陌生、未知的世界在我眼前展開，以好奇心的角度來看，我覺得充滿了樂趣。

我的個性是，一開始就不會半途而廢。因此學音樂是有價值的，決心去挑戰的世界。我在醫學的道路走了幾十年，和學醫這件酷烈艱難的事情比較，學習其他的事情，就沒有那麼困難了。

幾乎很少有特地去挑戰的對象。可是想進入音樂世界是這麼困難，對我來說，簡直比學醫更困難。但是雖然困難，可是它是屬於一個陌生、未知的世界，對我而言，是一個值得挑戰的領域。

其實釣魚也是如此。由於困難、危險又很辛苦，所以我才想去嘗試。我對於簡單、快樂、輕鬆的事情，不會下定決心去學習。由於有困難有痛苦，我才會想去挑戰。對於拚命學習音樂的我，其實當時對唱歌一點興趣也沒有。也絕沒想到對健康有任何的幫助。

雖然如此，但這條路我也努力拓展出來了。五木寬的「人生躲迷藏」這首歌非常流行。在電視的綜藝節目中經常播放。我聽到這首歌時，心中覺得很舒暢，就想學這首歌，結果很快就學會了。雖然只是模仿程度而已，但是勉強能唱。和當時唱黑田節拖節拍比較起來，已經進步很多了。

我發現除了我惡補的「夜霧的布魯斯」和「紅黑布魯斯」之外，還有會唱的歌曲，實在令人興奮。所以這一首也成為我經常唱的範疇。

由於如此，在比學醫更困難的練歌途中，我萌生了一個異想天開的計畫，並付諸行動。

卡拉ＯＫ改變了我的人生與交友關係

我的妻子認識一位廣播劇的作家丸目狂之介先生。可以說是ＤＪ的創始者。以前很流行的「柳亭痴樂的作文教室」劇本，就是出自狂之介先生的手筆。他大我一輪，丑年出生，東京大學畢業。擔任堀越學園的音樂主任，是個才華出眾，很特殊的人。最初的構想，是想以妻子著名的民謠舞來製作節目。

他們在討論企畫案時，我坐在旁邊聆聽。因為當時的我，對於音樂、藝術方面，可以說是個完全不懂的門外漢。

可是學習音樂不到一年，我開始認識歌曲，也是產生濃厚興趣的時間。那時候，不管是女性唱的歌也好，只要是我喜歡的歌，我都想學習。雖然當時還是唱的很差，但是仍然認真的學習。

有一天，我和丸目先生，和一些音樂界的人，在咖啡廳裡聊天。談論到有關歌謠秀的問題。剛好那時候的電視上，五木寬和美空雲雀的歌曲非常盛行，常常在電視台播放。同時妻子也經常在舞台上表演。平常我都很喜歡看這些節目，因此在不知不覺中，開口向丸目先生說：

「我真想嘗試在舞台表演的滋味。」

過去的我，和這麼華麗的世界是完全無緣的人。出生於古板的醫師、學者家庭，沒有嗜好，沒有任何玩樂的我，突然說：「如果能在彩色的燈光照耀下唱歌，氣氛是多麼的美啊！」

由於經過惡補的結果，「夜霧的布魯斯」和「紅黑布魯斯」都能不拖節拍的唱。同時我的聲音雖然低，但很甜美。即使我唱得很笨拙，但周圍人都奉承的說我唱得很好，並且煽動我唱。我在得意忘形下唱了「歸來之船」「名月赤城山」和一些屬於女性的歌。由於在大家的哄抬下，心中產生了這種慾望。渴望在舞台的聚光燈下，盡情歌唱。

聽到這樣的話，丸目也覺得很有趣。

「大夫，你說真的嗎？醫學博士唱演歌，一定會轟動。」

從開玩笑到弄假成真，從一個念頭到朝現實邁進。不僅如此——

「只是準備四、五首曲子還不夠，不能成為個人演唱會，所以大夫，你必須再多學幾首歌。」

由於如此，才開始正式的學習。最後我排出了十五首的歌曲，包括當時最流行的「冰雨」「滿身傷痕的人生」「古城」「歸來之船」「加賀人」等等，一首一首加以認真的練習。

為了惡補這些歌曲，來指導我的老師，是畢業於維也納音樂學校的女老師。她為我擔任鋼琴伴奏。在每日的看診中，得空時就必須練習。唱卡拉ＯＫ還好，但搭配鋼琴就比較不容易。可以說這種練習法相當艱難。其嚴重程度，練到差一點喉嚨出血。

當時，我的妻子曾在玉川勝太郎的演唱會當特別來賓，由於有這層關係，玉川先生很親切的向我建議：

「大夫，在台上只唱『名月赤城山』不夠精彩，加上旁白可能更好，我來教你吧！」

因此，我學了旁白「懷念的赤城山啊！，只是今宵就要離別，拋棄了故鄉……」

同時，為了學習舞台上真正的演唱技巧，我到東京參觀了太子飯店五十寬的晚餐秀，那是當時最昂貴的入場券，票價值日幣二萬五千元。又因為我不知道表演時應該站在舞台上的哪個定點才好。於是我又去欣賞美空雲雀的現場演唱會，比如唱歌的手勢、鞠躬的方法，如何配合音樂舞動，或聚光燈照耀時，臉上應有好的表情等等。為了學習這些經驗，我去觀看實際的舞台表演，又去欣賞演歌和秀場表演，這些均是我人生中第一次的經驗。

一九八五年十一月，是我從開始練習唱歌的一周年紀念。我在橫濱高島屋大廳，舉辦了「醫師冬季演唱會」。我因無法一人獨撐演唱會那麼長的時間，所以也請妻子協助上台表演。妻子以「枯葉」為主題，上台表演舞蹈。雖然如此，我仍然拚命的、在燈光照耀下勉強唱完了十五首曲子。我學習唱歌才一年，不可能唱得很好，但我相信我認真的態度，聽眾們一定都能感受。

演唱會獲得成功我當然很高興，但是我更高興的是，這次的演唱會得到很多人的幫忙。不僅丸目先生、玉川先生而已。高島屋大飯店、日本廣播電台、電視公司等，都因我舉辦慈善演唱會，而大力支援，免費提供會場和一切設備。

主持人是日本廣播電台知名的播音員檜山信彥和很美麗的竹野美智子。津輕三弦琴是澤田勝仁演奏、尺八由金子文雄演奏、小喇叭是由坪井悟演奏、擔任合音的是二期會的女士們。另外幫我演奏手風琴的，是有名的國藤先生。他們都是自己帶便當來支援我的。我無法給付酬勞，可見他們感受到我的熱誠，由於以一個業餘歌手開演唱會，受到我的感動自願來幫忙。

他們都是一流的專業人員，卻自己帶便當來共襄盛舉，對我來說是非常難能可貴的情誼，這次的經驗使我切身感到「這世界還是滿有人情味的」。

作詞家星野哲郎先生也認為現在有業餘歌手要開演唱會，實在太難得了。因此也替我寫了二首曲子。因為我喜歡釣魚，所以其中有一首是「釣魚者讚歌」，另外一首是「我的幸福」，這兩首目前只有歌詞而已，尚未作曲，現在放在我的抽屜裡。我想如果讓五木先生等名歌手來演唱，一定會很轟動，所以我收藏得很仔細。像這般良好的人際關係，是當時最大的收穫。

唱卡拉OK使我有緣和我崇拜的狄克峰見面

十年以來，持續唱卡拉ＯＫ的我，終於躍上了更華麗的舞台。首先從錄音帶進行初選，選上之後，就可以參加日本卡拉ＯＫ歌謠聯盟的全國大會總決賽。這次的比賽遠從洛杉磯、巴西、夏威夷等地共有八十人來參加。評審委員長是現任唱片大獎的評審委員長小西良太郎先生。以及各唱片公司的製作人，一共十五人並排擔任評審。會場是在能容納好幾千人的江戶川文化中心。

第六屆業餘歌謠祭的全國大會總決賽，我依靠十年持續不斷的唱「夜霧的布魯斯」，成功的獲得評審委員會特別獎。仔細想，這可解釋為，已經站在日本卡拉Ｏ

K人口總人數的頂點了。本來有那麼嚴重五音不全的我，能得到這麼高的榮譽，是令人很不可思議的事情，小西先生評論說：

「福田先生的唱法，有業餘歌手的特徵，並且禮貌十足令人感動，所以業餘者都應以福田先生為模範。」

這時候，由於能幹的妻子的安排，在大會結束後，我見到了心儀的狄克峰先生。

「我的歌曲持續唱了十年，這麼熱誠又奇特的醫師，我想見見他。」聽說他這麼說。其實本來狄克峰先生的兒子認為「不想讓他人看到曾經紅遍日本的他，年老體弱的模樣。」所以一開始便加以拒絕。最後經由妻子說服，才得與之見面。

見面當天，狄克峰先生說：「我們一起來唱『夜霧的布魯斯』吧！」狄克峰先生身體狀況不好，同時已經好幾年沒有唱歌了。所以一開始會拖拍子，可是不愧為大歌手，雖然稍微有走腔，可是仍然是令人欣賞，又有說服力的唱法。不愧是紅遍日本的偉大歌星，其聲音之宏亮，令人感動的豎起汗毛。

超過八十歲的他，身體狀況不好，腰痛、器官均已開始老化。雖然如此，但仍然戴上飾品，看起來端正瀟洒。他在為我簽名時，手還會發抖。但他的聲音仍然扣人心弦。很意外的他又指導我唱歌的方法。我認為他不僅是個偉大的歌手，其人格也值得尊敬。

我在唱歌時，狄克峰先生的兒子信宏先生，驚訝的轉頭看著我。他是日本著名的吉他演奏者，他說：

「咦！不是我的父親在唱嗎？醫師，你唱的和父親一模一樣。」

這表示當時我的歌聲，連他的兒子都分辨不出來。

數日後，信宏先生打電話說：

「家父說，他又增加活力了，可以再唱歌了。」

聽到這句話，心中覺得能和狄克峰先生見面，實在是一件非常有意義的事。

大約經過一年半後，狄克峰先生過世了。一九九一年六月十日享年八十二歲。他的生活模式實在令人佩服。聽說他指導業餘歌手是始無前例的。因此可以說，我是他空前絕後的門徒。

狄克峰先生畢業於立教大學，曾經服務於遞信省（相當於交通部），但因喜歡唱歌而中途辭職。狄先生的父親在四國有名的高中擔任校長。是很偉大的教育家，聽說也立有銅像。家庭教育非常嚴格，為了狄克峰辭掉公職而走向爵士音樂界，憤怒得幾乎昏厥。這與我熱中釣魚、唱卡拉ＯＫ一樣，被父親怒罵「枉費一生」，如出一轍。我的父親熱中工作，他認為人生路途上，玩樂與浪費是完全不需要的。這與認為嗜好與工作，必須二人三腳的結合起來，才能使工作順利的一種節奏，是截然不同的。

我的經歷和偉大的狄克峰先生相似，其實絕非偶然。

以醫師的立場關心自己身心唱卡拉ＯＫ獲得之效果

我自己唱卡拉ＯＫ所獲得的效果，直到聽到患者所言，我才恍然大悟。

「大夫！最近變溫和了。」

「性格變開朗了！」

聽到這些話，我才恍然大悟。他們說以前看到我，只覺得「好可怕！」現在不同了，已經會「注意傾聽患者的敘述」「露出微笑了」，這時候，我才發現我的個性有所轉變。

以前我不會和患者一面談笑，一面聽患者敘述。可能態度很傲慢、自尊心又強，是一個令人厭煩的開業醫師。遇到患者太無知的質問，馬上露出不悅地說：「外行人，住口！」「聽我的話就好！」

雖然自己沒有發覺，但對患者來說，是一位很兇的醫生。

但開始唱卡拉ＯＫ以後，性格已經有所改變。個性改變後，患者才敢坦誠告訴我：「大夫，你是一位很兇的醫生。」我在想他們要是早一點告訴我，我一定會早一點改善，可是他們因怕我，所以一直不敢說。因為我在生氣時，就算是在患者面前，也會把病歷表丟給護士。譬如綳帶紮法錯誤，或處置方法不對，我即怒不可抑的丟病歷，有時甚至責罵患者。由於如此，患者們都很害怕，想問又不敢問，只有在我單管道的命令下回去了。

但個性桀驁不馴的我，在唱卡拉ＯＫ後卻改變了。我開始唱卡拉ＯＫ時，患者們都知道，因為在聽診器旁有擺放樂譜、在診查室也擺放有「滿身傷痕的人生」的樂譜。所以他們不可能沒有發覺。在進行演唱會之前，我還一面看診一面背「加賀人」的歌詞。搞不好還一面聽診、一面唱著「人生躲迷藏」或「我只是迷上你一個人」的歌。

聽患者說，從那時候開始，發現我溫柔的態度，和從前簡直有天壤之別。對患者的詢問，我會微笑的對應。從前不開口說話的我，現在和別人談話是滔滔不絕。因此，從前認識我的人，都驚訝不已。

說實在，現在我獨處時仍然不愛說話，和以前一樣內向。可以好幾個小時不說話，有時候一整天都很沉默。同時做詩、寫文章，都是做一些靜態的事情。但是若有人來訪時，又能完全發揮活躍的社交。

從我開始學唱演歌後才知道，那麼內向、那麼沉默的個性，使周圍的人非常不快樂。但我的個性，卻因唱卡拉OK有了一百八十度的轉變。

現在的新患者都說我是一個開朗明理的醫生。他們說「我們很喜歡大夫的笑聲」或「大夫的笑容很可愛」等。所以有時候沒病時也會來找我。他們說，來看看我，也會感染我的活力，實在太有趣了。

另外，TBS廣播電台（每天清晨五點「榎先生早安曲」）的節目也曾經這麼說：「大夫的笑聲魅力十足，很適合在廣播裡播出。」他又說：「大夫的笑聲是一種財產。」我自己並沒有特別意識到，但仔細想想，這都是唱歌帶來的威力。

不僅性格有了變化，連健康也有很大的轉變。我回顧以往，本來我有氣喘、胃弱的毛病，又容易感冒。可是從開始唱歌以來，不可思議的從未因生病躺下來休息或請假。我絕對不是「因生病才學唱歌」，只是很單純的，希望在宴會上不要太漏氣就好了。可是依據我的經驗，唱歌可以消除壓力，壓力消除心情就會開朗，讓我切身感到唱歌的好處，與影響之鉅。

現在我氣喘不再發作、肩膀酸痛、胃弱、骨瘦如柴的毛病，不知不覺都改善了。

「從前很可怕的大夫」變身為「明朗、快樂、容易親近又健康的醫生了」。我敢斷言這是唱卡拉ＯＫ帶給我的好處。如果我當時沒有下定決心學習唱歌，現在就沒有開朗的我的存在了。所以應該向演歌乾杯。也因此我戲稱我是內科、小兒科兼演歌科。

既然卡拉ＯＫ對身心有益，為何不推薦給更多的人

既然唱歌帶來這麼好的效果，當然我也想推薦給各位「你也應該來唱唱！」然後親眼看到開始唱歌的人，疾病有了改善，並且切身也感覺到，歌唱的力量是多麼大。

唱歌能得到什麼效果呢？我本身就是很好的例証。現在參加同學會，我已經會自動拿麥克風唱歌了，同學們很訝異。

「咦！福田會唱歌嗎？」

聽說同學的媽媽也說：「內向的伴男，怎麼個性變得那麼開朗。」最近才認識我的人，看見現在開朗的我，反而不相信我以前的個性是「既陰沉又兇惡」的人。

我在想，說不定是我以前陰沉的個性，反而使患者的病更加惡化。在兇惡的醫生面前，血壓會高，心臟會跳動得很快。其實我的專門是內科。內科的疾病「心因性」層面比較大。而且精神狀態的好壞，對身體有很大的影響。壓力即最具代表性。胃潰瘍、高血壓、腦溢血都是因精神的影響，所引起的疾病。另外過敏性大腸炎、圓形脫毛症、自律神經失調症，也都是屬於心因性的疾病。而心因性的疾病，並不像外科那樣「把壞的部分切掉就好了」。

所以，可以說內科部門，本來應該依靠語言來治療。讓患者透過語言的撫慰，得到安心感，而把心扉打開。將各種秘密、不敢啟口的事說出來最好。例如，腹痛時，從談話中可找出其原因。腹痛有時候可能是因狹心症而痛，或產痛，或只是單純的便秘。為了找出其真正的原因，必須讓患者將家庭日常生活、公司所遭遇的事，通通說出來才行。如果沒有彼此的對談，要找出病因的窗口可能會變窄。

可是現在患者都很安心的來找我，甚至說：「只要在福田先生旁邊就覺得很安心。」由於如此，什麼事都會告訴我，結果要找出病因，就不困難了。

可是以前患者來接受我的診療時，因為怕我所以不敢和我說話。像這樣醫生單方面以命令的口氣說話，患者無法將自己的生活，明白開朗的說出。

如果患者問「我是不是得了癌症」。我便怒不可抑的罵道，病名是我診查決定，不是患者可以決定的。連說一句「醫生，我感冒了，請幫我檢查」都會遭來一頓怒斥。看這樣的醫師，反而會使心因性的疾病更加惡化。後來我想說不定這樣的醫師，是造成疾病的「醫源病」。

確實，卡拉ＯＫ對身心有很好的影響，其效果我可以保証。當醫生的我這麼說，是絕對錯不了。

我唱歌有幾點注意事項。注意歌詞內容，而對於歌手，我是抱持著尊敬他的意念才唱他的歌。當然唱歌技巧有好壞之分，但不管唱的好、唱的不好，都要認真的對待那首歌，亦即要全心全意的唱。

歌無論唱得多麼好，但如果沒有用心唱，就沒有任何價值，要有重視歌曲的心態最重要。

所謂重視歌曲，即表示要融入歌曲世界，直正的投入感情的唱，精神才會充滿活力，由於如此才會刺激自律神經，分泌出充分的賀爾蒙。認真的唱歌也能消除壓力，和他人一起熱熱鬧鬧的打成一片，對於恢復青春、恢復健康有很大的效果。

我喜歡唱歌，妻子也喜歡唱。而護士們在閒暇時也會唱，於是我的診查室瀰漫了歡樂的氣氛。患者和我的關係也變開朗，整體看來很融洽，感覺上好像兄弟姊妹一般。在診斷時，並不是喃喃自語，小聲交談，而是很有朝氣的大聲談論，因此患者和我的談話聲，有時候會傳到候診室去。

當然有時涉及病人隱私時，護士會很有默契的把門關起來。對唱卡拉OK沒有興趣的人，我會說，去試試看吧！而喜歡唱卡拉OK的人，我則說請以高效果的方法去唱吧！即使五音不全也無所謂，盡情的唱吧！

我現在仍然是個五音不全的人，但若說加入感情唱歌，我絕不輸給任何人。加入感情不但會使疾病減輕，也會使壓力消除，同時最重要的是，你的人生將會有所轉變。

各位，難道你不想翱翔於健康快樂的世界嗎？我在四十五歲之前，完全與歌唱無緣，為什麼現在會深深的沉浸於演歌的世界中，與它產生這麼親密的關係？而現在卡拉ＯＫ又成為「我最大的嗜好」。這些過程我想讓讀者做為預備知識，所以才會詳詳細細的著書敘述。

有一天，我突然恍然大悟，其實我當醫師的知識，和唱卡拉ＯＫ的益處是可以合而為一的。

卡拉OK使「生命活性化」

日本唱片大獎評審委員長
日本運動新聞社東京總社董事長
小西　良太郎

著名的香頌歌手石井好子小姐，在過了七十歲後改變發聲法。其要訣是「維持打哈欠時身體之姿、喉嚨開放法。感覺到全身有共鳴感發出的聲音是最好的」。結果他成功了，響亮的聲音，予人舒適的好感。和她年輕時，努力學習西歐式古典發聲法的硬質聲音不同，歌聲產生一種溫馨感，很有人情味並具有說服力。

不僅她如此，戰後初期的歌手們，多半也都充滿了活力。日本歌手協會每年所舉辦的歌謠祭，今年的女主角二葉明子小姐，她所唱的「再見！倫巴」如跳舞般的節奏，令人聽起來不禁莞爾。

歌手健康之源、長壽之訣，在於腹式呼吸。因為發出聲音身體會震動，由於得到刺激內臟會活性化，也會促進血液循環。加上歌唱會將壓力排除，融入歌曲世界中，人們的迷惑與煩惱都會消失。

從古以來，唱歌被認為有此效能，以醫學的觀點來解明這種道理，實在是值得慶幸的。

以卡拉ＯＫ大流行的背景，所得到的人際關係也令人刮目相看。與我有深交的福田先生，將豐富的知識，與敏銳的觀點充分的發揮出來，令人佩服。

最後還有一點提醒各位，福田先生唱的「夜霧的布魯斯」，是狄克峰先生加以保証讚美的，是相當值得欣賞的。

第二章

卡拉ＯＫ為何對身心有健康效果？

卡拉ＯＫ的醫學效果，分為精神性和生理性二層面

在我的卡拉ＯＫ教室裡，也有七十歲的高年齡者來唱。當然他們都是很健康、很有活力，每天快樂的過生活，而他們也異口同聲地說：「到了這個年齡，還能過著充滿活力的生活，全拜卡拉ＯＫ所賜！」從卡拉ＯＫ開始，血壓降低、腰痛、頭痛、減輕體重、肩膀酸痛等都不藥而癒了，這些效果的確已被確認。

乍看之下，卡拉ＯＫ與健康二字，好像不能相提並論，也許有些人會以為對健康不好，或者認為它只是個簡單的玩樂而已。提到卡拉ＯＫ，可能有些人會連想到「是年輕人聚集之地」或「小餐廳」的印象，而有不健全的感覺。

可是其實只要能掌握其要訣，卡拉ＯＫ健康法是非常有效的健康法。

探求疾病的原因可分為二大要素，其一為生理性因素。這是身體本身機能減弱、

或喪失平衡所引起的疾病。例如，動脈硬化所引起的疾病。

卡拉ＯＫ第一個效果，就是將這些生理因素去除。普通都是使用藥品或手術，但是卡拉ＯＫ是依靠鍛鍊身體的一種運動，而這種運動可期待其效果之展現。

疾病的第二個原因，是屬於精神層面的。尤其是壓力所引起的疾病很多。其中胃潰瘍、十二指腸潰瘍為其代表。另外深受神經性胃炎、圓形脫毛症困擾的人也不少。也有人會不斷持續下痢，這是屬於一種「過敏性大腸症候群」的疾病。更年期障礙、自律神經失調、高血壓和蛛網膜下出血、心肌梗塞等都是。

頭痛、失眠症、腰痛、鬱病、陽萎、厭食症等都是現代人，特別是生活在壓力多的環境會發生。工作上激烈的緊張、人際關係、家庭的問題等，都是造成壓力的原因。再加上壅塞的交通、鋼筋水泥的建築所形成的都會風景，在在都不能使精神上得到紓解。

卡拉ＯＫ也有能調整、平衡精神多角層面的良好效果。能使人適度緊張又鬆懈、排除掉壓力。當然，也有些疾病是精神上與心理上的複雜因素糾葛在一起。例如心肌梗塞、高血壓、腦溢血、蛛網膜下出血等。

可是，卡拉OK有預防疾病的效果。

身體與心是不可分離的。精神上的不調和，必然會影響身體。反之，身體狀況不佳，精神上也會消沉。唱卡拉OK不僅心理上會愉快、明朗。另一方面也有鍛鍊身體的效果。對身心兩方面都有效果。可以說是最理想的健康法·因為卡拉OK可以使我們的身心保持平衡，所以能得到健康。

我現在是日本業餘歌謠聯盟（NAK）橫檳分部的負責人。這個聯盟（以下稱NAK）的指導人，浦和分部主任秋本清先生曾經這麼說，唱卡拉OK不僅好像來到自己的歌廳，同時也會因唱卡拉OK而變成開朗積極的人。還有對於受到義工們照顧，坐輪椅的人來說，卡拉OK是最好的，身心活性化之源。仔細想想，坐輪椅的人，由於上半身不方便，容易造成運動不足。

關於這點，唱卡拉OK和平常的人幾乎沒有兩樣，均可享受卡拉OK的樂趣。因此，對身心有良好的刺激。

卡拉OK最大的效用，是在人前唱歌可獲得平常得不到「緊張效果」

我曾經參加NHK「電視消除疲勞」節目，表演唱歌。當時的主題是「以唱歌治療高血壓」。

由於是全國播出，所以令人緊張，不僅如此，製作人還提出一個讓人難為情的要求，他說請我「打扮成國定忠治唱『名月赤城山』」。其實本來能夠的話，我想唱石原裕次郎優雅的歌曲，來強調「卡拉OK對健康的益處」，但是製作人卻堅持要我唱「國定忠治」。

「很難為情，不要這樣唱好嗎？」

「不！不行，我就是特地讓你表演讓自己難為情的角色。」要使「偉大的醫生博士福田伴男先生」的形象徹底改變。我拗不過他，不得不接受了這個安排。

當然，難為情的心情還是無法壓抑下去。不管有任何理由，由於是全國轉播，打扮成賣藝者的角色，終究是很難為情的。

但是，我的個性是一旦決定的事，必定徹底去做，不會半途而廢。也不會害羞，露出尷尬的表情，或隨隨便便的敷衍。雖然感到難為情，但仍然盡全力去表演。

穿上古代雨衣，和條紋浪打扮成俠客模樣，綁腳、只穿一件內褲、帶長刀、結髮髻、穿草鞋，變成丑角的國定忠治。「天生就是醫生形象的我」結髮髻唱著「懷念的赤城山啊！今宵就要離別」，看到的人可能都會驚訝不已吧！其實我也是冷汗直流的站在電視機前。

但是以唱卡拉ＯＫ而言，這樣適度的緊張，對健康是很有幫助的。雖然我打扮成國定忠治唱歌，但我不是要求大家都仿效我這麼做。

我開始在「人前唱歌」時，覺得很不好意思。因為太緊張，拿著麥克風全身發抖。何況以發表會的形態站在台上唱歌，常常緊張得不知如何是好。連最拿手的「夜霧的布魯斯」的歌詞都忘了。

拿著麥克風唱卡拉ＯＫ，會緊張的冒冷汗的人不少。不管在多麼親密的友人或家族面前唱歌，和自己泡在浴缸裡唱歌是截然不同的，在人前唱歌，多多少少都會緊張。

但是適度緊張會帶來健康。站在舞台上，或拿著麥克風都會產生緊張感。然而在一曲終了，從舞台上走下來時，就會鬆了一口氣，自然而然的把精神放鬆下來。這種緊張與放鬆的平衡，對自律神經有很好的影響。

自律神經這句名詞，我想各位都知道，但了解的人可能不多。所謂自律神經是分布於內臟或血管、賀爾蒙，和我們人類意志無關係活動者的器官，在無意識中調整呼吸、消化、吸收、血液循環等，生存下去所必要的功能之無意識神經。

自律神經分為交感神經與副交感神經兩種。交感神經是使身體各部分緊張，而副交感神經是使身體放鬆。

平常一直處於緊張狀況，或者一直很鬆懈都不好，兩者必須保持平衡，全身才能得到健康。站在舞台上，會感到強烈的緊張感，但是一曲終了精神就會鬆懈下來，這給予自律神經很好的刺激，也是維持平衡的最佳方式。

認真唱歌，所得到的「鬆懈效果」比較大

我對在我的卡拉ＯＫ教室學唱歌的學生說：「被請上台唱歌時切勿拒絕，不管唱得好不好，都要認真的唱。」

有些人被邀請時常說「我不想唱」。可是後來又埋怨「都沒有輪到我唱」。像這般裝模作樣，無法得到健康的效果，也有人為了掩飾緊張感，一面尷尬的笑，一面唱歌。其實唱歌要認真的、全心全意的唱，才是卡拉ＯＫ健康法的秘訣。

卡拉ＯＫ對精神上的效果，最顯明的為「緊張效果」，然而在一曲終了時，反而得到「鬆懈效果」。依靠緊張、鬆懈絕妙的平衡，適當的刺激自律神經。為了提高效果，在唱歌時切勿掩飾緊張感，認真的、用感情去唱。如果認真唱，站在舞台上的緊張感、和一曲終了的鬆懈感，其間之氣氛有明顯的區分。

例如，想舉辦卡拉ＯＫ演唱會，在籌備期間，常常顧慮到有無不周全的緊張感，

以及表演結束所得到的安心感。這種緊張與放鬆的起伏，對自律神經有很好的影響。

我打扮國定忠治唱歌時，其實起先我並不十分願意，也覺得很難為情。可是一旦決定要做，就不再有絲毫的猶豫、不再有尷尬，而認真的表演。可以說凡事盡力而為是我生活的信念。只有真正認真去唱，卡拉ＯＫ才能成為效果超群的健康法。

其實我唱的「名月赤城山」也有個小秘密。因為旁白是我自己編寫的。本來是由玉川勝太郎傳授予我的旁白，我又稍微的改變一下。我在表演時，鄉下的老年人都很喜歡。

「在我的生命裡，幸好有你這樣的伙伴。」

「野雁一面悲鳴，一面往南飛去。」

等等加上新話劇著名的台詞，以自己也覺得樂趣無窮。所謂認真去唱，並非指嚴肅去唱的意思。而是意味著，不要以開玩笑的心情去唱。

我在學校的家長會裡，以學校校醫的立場，演講有關疾病的話題。但在演講結束後，我唱了「名月赤城山」這首歌。因為在嚴肅的話題之後，唱演歌，多半人會感到很訝異。最近我更以這種心態，從容不迫的去欣賞聽眾的反應。雖然如此，我還是會相當緊張，但是一曲終了，回到位置後也大大的鬆了口氣。

以前我上台唱歌，都會因不知站在何處，而緊張的發抖。不容置疑，唱卡拉OK的確會相當緊張，而唱完也會有放鬆感，這兩種不同的情緒，對健康有幫助。

亦即緩急之間要保持平衡……。就像樂器的弦，太緊或太鬆都不會發出好聽的聲音，唯有保持平衡，才能發出美妙的聲音。現代的人處於過多壓力的環境中，如拉緊的弦一般，處於很緊張的狀態。

由於經常處於這種狀態而習以為常，最後會陷入失眠的狀態，想放鬆卻無法放鬆，這就是緊張無法消除的原因。而唱卡拉ＯＫ就是維持這種緊張狀態，但慶幸的是，一曲終了精神就會鬆懈下來。

處於這種緊張狀態時，請勿以笑來掩飾緊張，又以敷衍了事的唱法來對應。亦勿以交際應酬，不得不唱般地，馬馬虎虎應付了事。應該認真去唱，請記住做一切事情切勿半途而廢。

跳脫自我，體會不同人生之「變身效果」

我唱「名月赤城山」時，是完全融入國定忠治的立場。從赤城山被趕走，而四處飄泊。國定忠治悲傷的心情，其心境之悲痛，也深深的激盪我的心。

此時唱歌的人，應該是國定忠治而非醫學博士。只要心中一浮現「我是醫學博士」的意識，聽歌的人就會覺得很無趣，無法得到共鳴。可能有人會覺得「令人厭煩」裝模作樣而嗤之以鼻。同時自己也會覺得無趣。由於如此，唱卡拉ＯＫ時，最好能假想自己是歌曲中的主人翁。這是卡拉ＯＫ效果的第三重點，亦即「變身」。

我們人類都擁有變身願望，可以說是自己嚮往之夢。當然在現實裡是無法完成，可是想達成的夢想，人人皆備。而這種想要達成的心態非常重要。

唱「滿身傷痕的人生」時，自己完完全全要變成迌迌人。唱到歌詞中「現在社會中，左右都是一片漆黑」時，我不是個醫生，只是個服裝不整的無賴漢。由於我在大學時期，曾和歌舞伎町的無賴有過交往，說不定在我心中有嘗試當無賴的心願。

唱歌時，要真正融入歌曲主角的心情，因為能否成功變身是很重要的。考慮到卡拉ＯＫ的「變身效果」，能以判若兩人般的表現，其實並不值得大驚小怪。

要完全融入歌曲的主角中，意味著要完全融入歌詞的內容裡。由於如此，自然能夠訴求心中的情感。唱卡拉ＯＫ的老人必然會恢復年輕，也是因為唱歌時訴求情操觀念之故。能夠融入述情的歌詞世界裡，心裡感受會很充實，悠悠然然的心情也開朗起來。感情和情緒都很穩定，像這種心情，可以抑制疾病的產生。

「病由氣而生」這句話是真實的。疾病有一半是屬於心因性的。常在候診室裡，看到有些病患彼此在誇大自己疾病的嚴重性。擁有這種心態的人，他的疾病就真的難以恢復。有的人自認為是胃潰瘍，於是就真的得了胃潰瘍。可是反之，擁有強烈的「我要努力治癒疾病」意識者，最後真的完全治癒者也是事實。有一則很有名的少年故事，那就是只依靠強烈意念而治了腦腫瘤。我想各位可能聽過這個故事吧！只要經常保持開朗的心情，健康的想法，就算有稍稍不適，也會很快的痊癒。

「山茶花客棧」的歌詞中，有一句是描寫畸戀的情緒，其實偶而唱唱這種畸戀的歌也無妨。在歌曲的世界中，達成畸戀的幻想，其實也是一種很好的刺激。

有一位老婆婆很喜歡唱「山茶花客棧」這首歌，一有機會就唱。雖然實際上她並沒有畸戀，可是心裡經常保持著年輕的心情。她在唱這首歌時，讓人感覺她風韻猶存、皮膚色澤明亮、舉止優雅、充滿朝氣的生活著，我想可能是唱歌的意念所造成的吧！

想變身成為和以往完全不同的自己，需要很豐富的想像力。卡拉ＯＫ給予精神上最佳的影響力，秘密在於此。

卡拉ＯＫ可以帶來日常生活上，機會少有的「表現效果」。

最近的卡拉ＯＫ是ＬＤ加上通訊，從螢光幕可以呈現畫面出來。可是這種卡拉ＯＫ我不喜歡。我覺得還是卡式錄音帶比較理想。因為使用ＬＤ，很注重畫面，會喪失自己發揮想像力的樂趣。看著螢光幕的畫面，無法讓自己的想像力盡情的奔馳。只是看重畫面，實際上無法做任何的思考。

整個思緒融入歌曲的世界中。將歌曲中主角的遭遇情景，很清晰的在腦海裡刻畫出來。腦海裏的螢光幕，依靠自己的想像力來描繪，能這樣，卡拉ＯＫ的健康效果才可達到滿點。可以說是要得到健康最好的藥劑。

例如唱「柿樹山坡的家」時，可以自己在腦海裡描繪自己的故鄉，有一棵柿樹，旁邊有一間茅草屋，茅草屋頂上停著一隻鳥。這是多麼美麗自然的畫面。

也就是說將卡拉ＯＫＬＤ的畫面，用自己頭腦描繪的方式，將之描繪出來。這種方式具有刺激創造性的作用。能夠好好的將畫面描繪出來，不僅可以得到轉換情境的效果，也許也能獲得敏銳的感覺出來。

如果是以父親為主題的歌曲，請回憶父親的言語、表情、姿態、背影等。依照你心中所擁有的「父親」的形象，再加上聯想力與感情，將父親在你心中的印象，以充滿感情的歌聲唱出來。這種聯想力越鍛鍊就會越熟練。

能夠將你所想像的畫面，傳達給聽眾是最好的。其實，這種傳達並沒有想像中那麼困難。因為只要你運用想像力，再藉著歌聲傳達出來，聽眾自然而然能夠感受得到。

將自己內心的感受傳達給別人，那就是所謂的自我表現。自我表現的方法很多，例如寫文章、寫詩句、俳句、短文等，都是表現自我樂趣的方法。另外描繪人像、或以盆栽做庭園造園設計的表現均是。如果以音樂來說，也有人使用鋼琴、長笛等樂器來表現自己。

而唱卡拉ＯＫ時，人人也都擁有可以表現自我的樂器。這個樂器是什麼呢？這個樂器就是我們的「喉嚨」。使用這優異的樂器，盡情的表現，再使用這個道具，將你所擁有的畫面描繪出來吧！

唯有自我表現才能將壓力排除。雖然埋怨也可以算是一種自我表現，但是在現實的社會裡，埋怨別人、責難他人、或者找藉口自我辯護等等，不能說是有建設性的表現方法。但如果以唱歌的方式，就能將自己心裡的疙瘩發洩出去。將心裡的疙瘩發洩出去，就會有舒暢感，壓力得以排除，精神就能輕鬆下來。

但是在日常的生活中，可以自我表現的機會並不多。不僅如此，多半的人都會將自己的個性壓抑下來，不太喜歡出風頭。這種行為等於扼殺自己，並會產生壓力。

但唱歌時也切勿漫無目的的唱，而是要多發揮想像力，將自我完全表現出來。只有如此才能充分的體驗出卡拉OK的效果。

歌唱的想像力具有「刺激性腺的效果」

現在的社會，有很多事情已經呈現不需要多發揮想像力的狀態。所謂的雷射卡拉OK、LD卡拉OK，根本不需要思考，畫面就自動播放出來。根本不需要發揮想像力。

電腦發達的今天，只要輕輕一按鍵，畫面與文字就輸入了軟體。工作大部分也都依靠電腦自己來處理。

可以說在技術上是相當進步的。當然，文書處理機、比手寫的事務，效率提高許多。在機械化的現代社會裡，我們的思考形態，隨著時代的變化，只要一按鍵，就能得到答案。在這種狀態下，令人擔心的是，頭腦的功能會越來越退化。

雖然比較不方便，但是寫文章或書信，還是應該自己拿筆來書寫。切勿只依賴機器，應該好好的發揮自己的想像力，讓自己想像的翅膀展開，向天際翱翔吧！至於卡拉OK的畫面，只要瞄一下就好，其餘的請回憶過往，讓心中的感情浮現，並想像心中嚮往之情景。想像的力量不僅能帶來健康、鍛鍊想像力，也可以培養情操觀念。另外，想像力可刺激大腦皮質到腦下垂體，而恢復青春的賀爾蒙會大量的分泌出來，這稱為性腺刺激賀爾蒙。如果再刺激性腺，於是性賀爾蒙就會多量分泌出來。性賀爾蒙可以說是恢復青春的泉源。

由於如此，不僅將疾病驅走，還能將皮膚調整為年輕的肌膚，這樣一來，心情、身體狀況都會跟著年輕起來。

身體不好、心情沉悶；心情沉悶、身體不好……等惡性循環的鎖鍊，可藉由快樂的心情和幻想力加以阻斷。但如果只習慣電腦的條件反射，這種惡性循環就難以克服。因此如果能製造明朗的想像力出來，就能簡單的將心情轉換過來。

如果在腦海裡，回憶著過去的光景，自己編織出螢幕上的畫面，那麼效果就不一樣了。

回憶兒時，曾經和那位女孩一起遊玩，換位子時，期待著如果能和心儀的女孩一起坐是多麼美的事。運動會時和她手牽著手，啊！多麼令人興奮……等等，許多美好的回憶，由心底慢慢浮現出來。

曾經顯露出對人生已感疲憊表情的一位中年女性，可是卻越來越年輕，越來越有活力，我看過許多這樣的例子。看起來像是風中殘燭一般，可是沒想到又死灰復燃；重新燃燒起生命的火花。這是由於得到想像力的刺激，使潛在的性腺，又再度燃燒起來，心也跟著燃燒起來。因此不管如何，切勿讓性腺睡著了，需要使它活動活動才行。可以的話，你可以想像實際上無法再享受的羅曼史，這樣一來可使賀爾蒙活性化的效果更加提高。

發揮你的想像力，並非要你只是空幻想，而逃入幻想世界裡躲避。這是有醫學証明具有效果的。在越來越機械化，不需要發揮想像力的社會環境裡，於卡拉ＯＫ

的領域中，你至少應該奪回自己的想像力。

卡拉OK對精神的、生理的「鬆懈效果」

將實驗用的老鼠，關禁在狹窄的牢籠裡，到最後會發現其毛髮脫落、產生疾病。將之加以解剖，發現它們胃的粘膜出血。另外將天竺鼠一直關閉著，也會因囚禁的壓力而產生疾病。

人類亦同。如果將一個人禁錮在一個沒有窗戶的房間裡一年的話，一般人到最後精神會完全崩潰。不是精神官能症，就是精神分裂症。

實際上，不用牆壁隔絕監禁起來，但因社會的逼迫，和人際關係的爾虞我詐，被一片無形之壁監禁的人不少。受到社會上注視的眼光，或傳統習俗的束縛，以及種種道德規範之綑綁，還有基本業績所逼迫，自我鞭策已疲憊不堪的自己，仔細想想，這和被關閉在牢籠裡所承受的壓力，其實並無二致。

雖然討厭到公司上班，但即使辭職也無法解決這樣的問題。因為到了新公司，你還是會有同樣的困惑，徒增煩惱而已。因為雖然不滿可以申訴，但是你不能開除討厭的上司，況且也無法避免看到你討厭的同事的臉。

可是我們都必須生活，和不喜歡的環境必須接觸。雖然環境相同，但我們可以依靠改變心情來改變環境。為了達成這個目的，我們可以利用卡拉ＯＫ這個小道具來幫助完成。

想像的世界是沒邊際的，所以唱卡拉ＯＫ時，盡量發揮你的想像力吧！將壓迫你的壁障，以豐富的想像力加以排除，並將壓力也完全排除。而在歌唱時，你已經可以從牢籠裡走出，而成為自由之身。

只要擁有將壓力排除的機會，無論你處於多麼惡劣的環境，或多麼險惡的人際關係中，你都能從容不迫的對應。因為只要心中保持平靜，即使情況並沒有改變，也可以簡單的加以克服。以較冷靜的心態來重新評估，你以前相處不好的同事，你可能會發現並沒有你想像中那麼難以接受。

有時覺得無奈，無法對應而心情沮喪，好比你失敗的人生。雖然這麼說，卻不能一直如此反彈。心中必須保持平靜，想盡辦法去對應。而想要獲得這樣積極的心態，唱卡拉ＯＫ可以說是最適合的方法。

唱卡拉ＯＫ時大聲發出聲音，有時也會唱得流汗。而如此就能將體內的老廢物排除出來。像這樣以生理的發洩，心情也會隨著將鬱悶發洩出來。可以得到和做運動一般的效果。唱歌是很快樂的，即使唱得不好，但仍由丹田發出聲音來唱，心情會逐漸開朗，並且活力充沛。為了將自己的鬱悶發洩出來，還是那句老話，卡拉ＯＫ是你最佳的選擇。

唱十首卡拉ＯＫ等於跑一公里的「運動效果」

認真唱歌所耗費的體力很大。大聲的唱出來，可以期待身體得到相當大的運動效果。

能夠從丹田發聲，不僅可做呼吸運動、發聲運動，還有腹肌運動。棒球選手和運動選手們，大部分都很會唱歌，那是因為他們腹肌強、肺活量大之故。一般常做運動的人，聲音都非常宏亮。

想由丹田發出聲音，坐著是辦不到的。必須兩腳著地才行。加上配合節奏，身體自然就活動起來。有時候唱到高潮處，還會彎著身子用力的唱，因此，唱歌和做運動有相同的效果。

持續唱五首曲子以後，就算是冬天也會滿身大汗。有時可能會頭昏昏，像貧血一般，但精神還是很舒暢，這表示其運動效果相當大。

大體來說，卡拉ＯＫ持續唱十首，就好像付出全力跑一公里般的運動量。內臟和肌肉都得到充分的運動。加上不斷的吐氣，這種活動不是運動，又能稱什麼呢？

專業歌手在演唱會上，大部分會唱十首以上的歌曲。因此，聽說有些歌手，在演唱會後都瘦了好幾公斤呢！可見當一位歌手沒有相當的體力是不行的。因此，歌手的訓練不僅練習發聲而已，還必須多做腹肌運動。

可是不是依靠唱歌賺錢的我們，可以依靠卡拉ＯＫ來鍛鍊腹肌、肺部和足腰到某個程度。當然，只是如此，對健康就有很大的好處。各位都知道Runners High（跑者陶醉感）這句話吧！跑長距離之田徑選手，痛苦到了某種程度後，痛苦會突然消失，精神會產生亢奮的現象。肉體上的痛苦會完全消失，只是感覺心情很愉快，保持著積極向前亢奮的狀態。

唱卡拉ＯＫ時，請各位要認真的唱，切勿只用嘴巴喃喃自語般的唱，而由丹田用力的把聲音唱出來。唱卡拉ＯＫ沒有唱到流汗，對健康沒有什麼好處。要以全身做運動般的想法好好地唱，也許唱到中途會有些微的貧血傾向，和頭昏昏的感覺，但這種現象不打緊，其後你會慢慢體驗到Runners High（跑者陶醉感）一般的「卡拉ＯＫ陶醉感」。

只看身體的動作就知道，唱卡拉ＯＫ和做運動有相同的效果。平常不太做運動的人，或者常坐辦公桌的人，請多利用卡拉ＯＫ做運動吧！

唱歌可獲得和坐禪呼吸法—長吐息相同之「呼吸效果」

我說坐禪和卡拉ＯＫ有共同的特徵，各位相信嗎？

十年前我曾在南伊豆著名的寺廟海藏禪寺學習禪坐。一提到坐禪，一般人所聯想的，一定的雙腿盤坐、脊椎伸直、雙目半閉，如如不動仿若泰山般的形象。而坐禪時最重要的是呼吸法。

呼吸與心有很密切的關係。想使心情平靜下來，必須做深呼吸來調整。可是呼吸若太急促，就會使心情興奮起來。一般來說，越鎮定的人呼吸越緩慢。可是心情不平靜時，呼吸不但淺而且也快。但若能將心情穩定下來，呼吸自然會鎮定。反之，呼吸緩和下來，心情也必然會平靜。像這樣心與呼吸相互有密切的關係。

禪坐時，需要使精神集中，所以很重視呼吸法。淺淺的吸氣，然後慢慢的好像要將體內的廢氣，統統吐出一般，輕緩的，長長的將氣吐出。吸氣時不必有意識，但吐氣時意識必須集中。但要注意的一點是，吸氣時勿吸進百分之百，吐氣時亦不必將氣百分之百吐光，必須留一點餘地。

數一、二時吸氣，數三、四、五、六、七、八、九、十時吐氣。像這樣配合數數呼吸、吐氣，所以又稱為「數息觀」。在將體內污穢之氣吐出的意識之下，實際上，體內的老廢物也會隨著意念排出體外。持續這種吐納法，不但會使身體活性化，而且心情也會穩定下來。

精神上能夠經常保持輕鬆狀態，以禪語來說，就是已經能進入瞑想三昧之境地。這時候如果測量腦波，可了解其本人鬆懈度到底有多少。一般禪坐高僧都能發出簡單的α波出來。我們普通人在日常活動時，只會發出較粗糙的β波，因此無法鬆懈下來，尤其精神集中時，更不能發出優異的α波。

以禪坐的呼吸法，就能發α出波出來。是能帶來完全鬆懈最理想的方法。

至於唱歌，我當然是採用這種呼吸法，只是在瞬間換氣，淺淺吸一口氣，然後再繼續唱歌。這和禪的呼吸法相似，是以淺吸長吐的方式來進行。卡拉OK的呼吸法和禪的呼吸法，幾乎是一模一樣。歌唱者配合這種呼吸，長長的氣息可以不換氣持續歌唱。可能各位也聽過歌劇和演歌的唱法，他們可以一口氣唱很長的旋律。雖然這和肺活量與肌肉有關係，但另一方面也可以說是充分學會了與禪相似，以緩而長的呼吸技術手法，所得到的優異效果。

其實在很多宗教裡面，也常採納以唱歌的方式來穩定心情，使心靈得到平靜，古人以其智慧早已得知，例如基督教的讚美歌、回教聖典可蘭經的誦法、日本神社的祝詞，均是有音樂性的節奏。佛教的誦經法亦相同。而比較與眾不同的是峇里島的奇楚亞歌曲，只是唱誦著，就能引導人進入其幻想世界。

我們唱卡拉OK的內容當然是和宗教無關，都是一些通俗的歌曲，可是因為呼吸法與禪有相同之處，令人覺得相當有趣。

放鬆但不懶散之「自然體」可提高卡拉OK健康效果

接下來是禪言禪語。

日本禪學總部，曹洞宗管長永平寺之七十七世貫主為丹羽廉芳先生。我曾經和他有一面之緣。他在西元一九九三年九月七日逝世，享年八十八歲。我去拜訪他，是因為他曾為妻子舞曲作詞，我想去當面道謝。想不到他邀請我們到平常人不能輕易進入的起居室。能和這麼偉大的人物見面，除了心裡很感動之外，我們夫妻都很緊張，連話也講不出來。而當時最困擾我的是，不知如何稱呼對方。

一般正式場合應尊稱禪師，但因和平日說話不同而有些不習慣，想說亦覺做作不自然。以我的想法，我不喜歡這樣稱呼他人。應該稱呼丹羽禪師好呢？還是丹羽先生好呢？亦或是稱和尚好呢？使我陷入深思。

最後我決定用平常的稱呼，稱他「和尚」。

「和尚，您整天在這裡，不會覺得無聊嗎？」

雖然有這麼難得的機會，但我卻問這麼平凡的問題。其實這卻是個很好的問題。和尚微微笑著，回答我說：「我出生在南方，所以對雪景非常有興趣，到了冬天，從總堂瞭望過去，白皚皚的一片的雪地裡，有的已經結成冰柱，景色美麗又壯觀，整天看著也不覺得厭膩。」

我們去拜訪他時，剛好冬天已經過了，已是初春時分，在寺院庭內的杉樹下，還積著殘雪。從窗外望過去，巨大的杉林裡，只看到屋瓦而已。如果是隆冬則是一片白皚皚的雪景。聽說老和尚整天看著都不覺得厭膩。這種景象真是詩情畫意。

但他並不是以懶散的心態去看。是以順應自然，想與自然融為一體的自然觀去欣賞。這一點我們可以從和尚書法之墨跡略窺一二。他寫了「佛心如滿月」，又寫「鶴鳴舞朝陽」，彷彿一隻閒雲野鶴在陽光下輕舞。他也為我們寫了好幾幅書法，每一幅都是自然美妙的表現出在大自然姿態中恰如其分的緊張感與鬆懈感。

我們在平常的生活中，如能維持自然體是最為理想的。在唱卡拉ＯＫ時的緊張是無可避免的。反過來說，其實緊張才是自然體。可是想要表現更優異也是人之常情。但若意識太過強烈，就顯得不自然了。反而會有負面的效果。

不要過於緊張，對應自然的起伏是最理想的。相信經過以上的說明各位都能了解，在自然體中亦存在著適當之緊張感的氣氛。

禪坐時，一大清早就被交代要打掃庭院，但又不能打掃得太乾淨。如果掃過之後被發現有「剛剛才打掃過」的痕跡即不合格。要能有留下一、二片落葉的心境。「福田先生已經掃過了，是嗎？掃過了嗎？」如此予人沒有特別乾淨的感覺。但如果想突顯「我今天早起又用抹布擦過」地板上留下剛抹過的痕跡，就是不及格。但修行不夠的我，因為過於緊張，又一直想要表現，而以傲慢的虛張聲勢之姿態發言。好像是一位無實力、低級的政治官員一般的狐假虎威。其實那是不對的，切勿依賴「虛張聲勢」，而應以最自然的形態，和以自己真正的心境來唱歌，才是最有魅力的表現。像這樣維持著平常心，怎麼可能產生壓力呢？

當天，年逾八十的老和尚，雖然個子矮小，但以達摩的姿態、目光炯炯、又溫馨的能洞察我們的心情一般的眼神，至今仍令人難以忘懷。心中一直想著，如果呈現像他那樣的自然體來唱歌，那將是多麼美好的一件事。

不論年齡多大，對我來說卡拉ＯＫ是最好的「運動」

株式會社上州屋代表董事長
鈴木　健兒

我很自負活到這麼老，還能一直維持這麼健康，而卡拉ＯＫ是我得以自負之因。十四、五年前，我因患病必須進行手術，而手術後卻因唱卡拉ＯＫ而情況頗佳。因此，對我來說卡拉ＯＫ就像運動一般。因為像我這麼大的年紀，很難從事較激烈的運動。而唱卡拉ＯＫ不僅成為一種樂趣，同時也是全身運動的機會。

唱歌時，我最注意的問題，是有沒有從丹田發出聲音。我喜歡唱卡拉ＯＫ在公司裡是有名的，但我後來才知道，多半的員工，都以我的聲音來判斷我的身體狀況。

但不管如何，在我心目中，卡拉ＯＫ是最好的健康之源。

第三章

卡拉OK對什麼症狀有效？

自律神經失調症——適度的緊張與鬆懈才能調整好神經

各位可能都聽過自律神經失調這種疾病。這種疾病並非身體的某部位有具體的毛病。只是覺得身體不舒服，這種症狀多半是自律神經失調症。來我的醫院診察的患者，為此症狀煩惱的不在少數。我投與的藥方是精神安定劑。同時也勸他們凡事切勿耿耿於懷，可是只有如此，並不能順利的治療這種疾病。

但是有些人開始唱卡拉ＯＫ後，僅僅一年就治癒自律神經失調症。過去好幾年為此疾所苦，不能調節體溫、炎夏時感到寒冷，寒冷時又冷汗直流，另外肩膀酸痛、心悸、暈眩等，不僅鬱鬱寡歡，也經常毫無理由地心情煩躁起來。可是唱卡拉ＯＫ以後，很多症狀都漸漸好轉，卡拉ＯＫ的效果也令人刮目相看。

自律神經是統制人體活動的重要神經。具有好像冷氣機的衡溫器一般的作用。假定冷氣機設定為攝氏十八度，如果溫度降到攝氏十八度就自動停止，待溫度上升後則馬上再運轉。

如果處於輕輕鬆鬆、悠悠哉哉的狀態，心臟就不太需要活動。可是若在打架、發怒、搏鬥時，全身必須輸送血液，心臟就要全力運轉。這時候眼睛因憤怒而睜大，嘴巴因緊張而口渴。像這般在無意識中，將身體的狀態調整為適合當時環境的狀態，這就是自律神經的功能。

天氣炎熱時必須降低體溫。由於如此，必須依靠流汗來散發水分、降低體溫。反之，寒冷的冬天，將汗腺閉鎖，調節溫度，不使溫度降低，這一切都是自律神經的功能。自律神經分為交感神經與副交感神經。流汗現象是交感神經作用，汗腺閉鎖則是副交感神經的作用。如果經常處於緊張狀態，會產生胃潰瘍，或引起其他種種疾病而使心情煩躁。反之，如果一直呈放鬆狀態，不僅氣力會喪失，生活也會變得懶散，因此兩者必須保持平衡才行。

自律神經的功能會影響全身。而腦部會接到由全身傳來的冷、熱、痛、癢的感覺，或者憤怒、嫌惡的感情。為了要對應這些感情，從大腦皮質傳令到腦下垂體去掌管。腦下垂體擁有掌管血管，或其他部位的運動神經。另外與分泌腺有關的性腺、胸腺、甲狀腺的賀爾蒙有關之神經。同時為了保持全身的平衡，從這個司令塔（腦下垂體）命令交感神經或副交感神經活動。給予交感神經與副交感神經刺激的為「喜怒哀樂」之感情。

憤怒、緊張時交感神經開始活動，全身會呈現緊張狀態。反之，安心、快樂時就依靠副交感神經活動，以使神經鬆懈下來。像這樣氣氛分明的生活，對自律神經來說是很好的刺激。如果唱得好，緊張感和鬆懈感會很分明的表現出來。

由於如此，在日常生活中，必須要能享受「嗜好」才能得到效果。像打高爾夫球、旅行、釣魚、繪畫等都是很好的嗜好。在這麼多的嗜好中，對自律神經有特別影響的就是卡拉ＯＫ。有時候和朋友一起去唱歌，可獲得適當的緊張感與鬆懈感。因為有時會突然被指名接唱「欸！輪到你了」。你可能會覺得「我能唱得好嗎？」「一定很難為情」而緊張起來。但是，一曲結束後就鬆懈下來了。也許朋友會讚美說：「你唱得越來越好了。」

像這樣，緊張、鬆懈、緊張、鬆懈反覆進行。其關鍵要素已全部涵蓋，而在精神上也有明白之區分。能夠的話，唱歌時切勿一個人唱，就算人數少也無所謂。因為唯有在人前唱歌，對自律神經的效果才能更提高。

當然，其實一個人唱也是有效果的。只要能盡情的唱，將感情融入歌曲中，歌詞裡的喜怒哀樂也都能體會，效果也是可期待的。同時唱卡拉ＯＫ時，使用腹式呼吸以及腹肌進行全身運動，可說是一種基本的運動要素。由於擁有肌肉運動和精神作用，所以才有調整自律神經的效果。

消除壓力——唱歌時刺激副交感神經，可開放緊張之鎖

在緊張的現代社會中，壓力是在所難免的。以在公司上班為例，公司裡多多少少都會有一些頭痛的問題。可能有不聽話的屬下，或者產生「某某人一直反對我」「經理總是交代我做我討厭的工作」等而心中忿忿不平。又或許被基本業績逼迫得

無法輕鬆下來。如果在工作上再有煩惱或錯誤，那可能會陷入最壞的狀態。

其實就算回到家，人際關係也有其困難之處。叛逆的孩子、婆媳之間的問題，以及左鄰右舍的應對等等。

我們都生活在充滿壓力的環境裡。以單薄的力量試圖改變環境是很困難的。或許可以做少許的改變，但想處在完全沒有壓力的環境則不可能。因此，如何解除累積的壓力，才是眼前最重要的事。

請想想我們常玩的氣球，如果氣球充得太滿，只要用針稍微一刺馬上就會爆破。這種狀態就是壓力，由於某些原因而造成破裂。例如，圓形脫毛症、胃潰瘍等疾病。

將氣球的空氣放掉一些，調整到適當的程度，就能解除壓力。氣不是充得很脹的氣球，用針稍刺一下也不會破裂，這是因為有彈性的關係，也就是說凡事留一點餘地之重要性。所以對於壓力，應該以彈性方式來加以對應。

抽掉一些空氣的作用，以人來說，就是將精神鬆懈下來。不管什麼嗜好，嗜好的作用，多多少少都具有鬆懈效果。但若只是知道熱中工作，雖然有做足夠的健康管理，但是如果有一天突然倒下去，這就表示在精神上不懂得放鬆的方法所造成。

請想想自律神經的狀態。如果精神上一直處於緊張的狀態，會刺激掌管的「交感神經」產生過敏狀態。一直維持緊張狀態時，心臟為將血液輸送到全身，會產生過度過熱的傾向。其他的內臟也會維持緊張的現象，這對於身體有很大的害處。所以有時必須活動副交感神經，使緊張感稍稍紓解才行。能夠的話，一面工作，一面擁有一些正當的嗜好，反而會提高工作效率。

在許多嗜好當中，卡拉ＯＫ可以說特別適合消除壓力。為了消除積存的壓力，可以嘗試唱一小時的卡拉ＯＫ看看，離開工作中不喜歡的人們，和投緣的伙伴去唱歌吧！只是這樣，對鬆懈精神上的壓力很有效果。

不僅能夠維持良好的人際關係而已。在個人方面，想要唱隨時可以唱，想停隨時可以停。以很輕鬆的心情「我今天想去唱歌」就馬上行動。所以當壓力積存太多時，唱唱卡拉ＯＫ，馬上能將煩躁解除。

另外唱卡拉ＯＫ也有肌肉運動作用。運動時留一些汗，壓力就會放逐出來，唱卡拉ＯＫ也具有相同的效果。

同時由於陶醉於歌曲世界裡，可獲得情操觀念的訴求、鬆弛精神的效果。再加上搭配音樂、節奏而唱，可使右半腦更加活性化。

不管處於何種環境，多多少少都會承受一些壓力。例如我經營的福田醫院，三十年來醫院也有一些醫院的規則。也有很多的員工在工作。我們工作的對象是病人。因此人與人的接觸，是頻繁又自然的事。而這當中必然會造成一些壓力出來。有些員工因為承受不了壓力而想辭職。

但其實在新的崗位上，仍然必須接受一些不同的壓力，所以切勿以為辭職後，有空閒去唱唱卡拉ＯＫ，就能使自己的身心活性化。要培養不論在何種環境下，也能去克服壓力，這才是生活的智慧。

日本業餘歌謠聯盟山梨分部主任，又擔任山梨縣作詞作曲協會常任理事的渡邊貴美先生，特別強調了卡拉ＯＫ能夠改變性格的特徵與效果。因為他經歷過許多許多的例子。有的過去沉默寡言，現在講話是滔滔不絕；有的本來個性很消極，後來變積極了。這都是因為卡拉OK並不是短暫性的消遣效用而已。可能是它培養了可以克服壓力或者軟弱個性的原因吧!

失眠症——活性身心和適度的疲勞是睡眠之誘因

最近來門診的患者,大部分所訴求的是失眠症,可以說失眠症與壓力有密不可分的關係。

另外一股電腦熱潮風靡整個社會,其影響之大令人驚訝。無論公司也好,家庭也好,都引進了電腦在使用。有些公司甚至將「不會使用個人電腦的人,以開除或減薪」來處置。大部分的人認為,將來使用個人電腦和電子計算機是最普遍趨勢,所以受到這股風潮的影響,現代人擁有「科技壓力」的不在少數。也有一些人,沒有個人電腦根本無法工作,這就是所謂的「科技依存症」。

由於趨勢如此,很多上班族經驗到過去所沒有的新壓力。結果造成失眠者越來越增加。

不僅上班族而已。有些六、七十歲的老人也患了失眠症。除此之外，還有家庭主婦也因精神上的勞累，而訴求失眠之症狀。

患了失眠症的人，精神絕對受不了，症狀會越來越深刻化，有時候還會引起其他的疾病。失眠症會使人的個性暗淡陰沉，有的人甚至會想不開。

以前的人，患了失眠症都服用安眠藥。但若成為習慣性，沒有安眠藥根本睡不著。所以根本的問題也無法解決。原因是在壓力沒有真正解除下睡不著，第二天又失眠，處在這種非常痛苦的惡性循環中。現在雖然有安全性較高的睡眠誘引劑，但實際上也是無法解除壓力。

要治療失眠症，其實卡拉OK非常有效。有些患者因自律神經失調症，為長年肩膀酸痛、失眠症而困擾。可是自從開始唱卡拉OK後，這些症狀均不藥而癒。由於談笑風生，或唱歌，每天都過得很快樂，性格開朗，當然能將疾病趕走。

將壓力解除、調整好自律神經，失眠症當然不藥而癒。唱卡拉OK時，為了解除壓力，調整自律神經，如何想像歌曲中的情景是很重要的。我唱「夜霧的布魯斯」時，腦海中會描繪著「有一個中年男子，站在橫濱港的碼頭，望著街頭的紅綠燈，凝神思慮」的心境。同時也很清晰的描繪藍色的帆影與夜霧的情景。像這樣能多少發揮想像力，才是活性化的重點。

有些人在運動過後，汗流浹背卻能輕易入眠，那是因為適度的運動，使肉體刻意獲得疲勞，就能很快進入夢鄉，唱卡拉OK如果很認真地從丹田唱出，不僅可使腹肌的肌肉群得到運動，肺活量旺盛，心臟也活動起來，因此，必然會有運動後的舒暢感，並獲得同樣的運動效果，對失眠症之治療很有效。

請到卡拉OK來唱歌，你會擁有深沉甜蜜的睡眠。

胃潰瘍——投入感情唱歌可解決壓力

一提到壓力，很多人會馬上想到胃潰瘍。胃部是非常精緻的器官，而且很容易受到精神狀態的影響。看似很悠閒的老鼠，因動物實驗被關入狹窄的牢籠後再解剖，發現因受到監禁所以有出血斑，或產生膿瘤的現象。

胃潰瘍的人，在初診時的確診察出在精神上感到有壓力。由於人際關係上的糾葛，或多年來在工作崗位的委曲求全，最後都會導致胃潰瘍。

胃是消化食物的器官，是以胃液加以溶解。胃液是由鹽酸和胃蛋白酶所形成。但是與其說有消化作用，不如說它要殺死食物中的雜菌和病菌的作用比較強。我們吃東西時，胃的粘膜會自動的湧出強烈的酸來。然後加以消化、殺菌。

可是我們若有壓力時，胃袋在沒有食物之下，胃液卻慢慢分泌出來。這是交感神經之作用。自律神經不平衡時，沒有吃任何食物，胃液卻會分泌出來，反之，有吃東西時，反而不會分泌消化酶。

由於如此，分泌出來的胃酸，會造成胃酸過多。其症狀是舌頭變白、或感到胸部有灼熱感；亦或感到胃不消化，口裡湧出酸水。分泌過度的胃酸，不僅會溶解食物，也會將自己的胃溶解，有食物在胃裡面時，胃液會被稀釋，所以不會傷害人體。

但如果因為壓力,使胃液分泌過多,會將保護胃壁的粘膜溶解掉,並且侵入胃壁;侵入胃壁後,胃袋會有破洞,這就是所謂的胃潰瘍。

也可以說人類與生俱來平衡之機能,喪失了平衡所造成的疾病。

為使恢復這種平衡機能,唱卡拉OK可說是最好的方式。不僅方便而且效力超群。

當然啦!馬馬虎虎的唱卡拉OK,是無法解除壓力的。我前面再三交代過,唱卡拉OK要認真的、投入感情的唱。融入歌曲的世界,成為男女主角才行。

我唱「山茶花的客棧」後,聽過的人都會說「先生,你在談戀愛嗎?投入感情那麼認真的唱」。像這種程度的投入感情,卡拉OK的效果,才能發揮得淋漓盡致。唱歌時,旁人會捏一把冷汗的聆聽,或者有某程度的感動,那麼在認真歌唱的同時,霎時壓力就解除了。

罹患胃潰瘍的人,飲食必須要有規則。三餐必須定時定量。而且餐間的間隔差距太大也不行。本來胃部在有必要時,會自動分泌出胃液來做消化的工作。就像最近的自動相機，無論快門、速度、曝光都能自動決定一般。但無法好好調整胃液時，就應盡量定時定量，使身體的胃液學會何時應該分泌，何時不應該分泌。

依靠卡拉ＯＫ來解除壓力，可以調整自律神經，但另一方面，有規則的飲食生活，就可以和胃潰瘍說再見了。

過敏性大腸炎——可依靠鍛鍊腹肌和強化內臟

很多拒絕上學的孩子，到了早上就會肚子痛。或者到了上學時間就發燒。不僅小孩有這樣的問題，有時成人也會出現這種「拒絕上班」的症狀。

早上是交通巔峰時刻，而火車站的廁所也相當擁擠。其實連上廁所的時間都沒有，就從家裡出來的人是少數，多半的人是拉肚子。這就是所謂的「成人拒絕上班」症侯群——過敏性大腸炎。

人際關係不佳，做事一板一眼，或者處事不高明，這是上班族的毛病，又稱為過敏性結腸。會有下痢、腹痛的現象。但大部分只有早上上班時間會發生。一到了車站，就馬上跑廁所，排出的糞便大多像下痢般的軟便。都發生於做事過於認真，和沒心情玩樂的人。

早餐定時定量，排出粗便，這是屬於「快食快便」型之健康者。可是最近過敏性大腸炎患者增多了，這是所謂典型的現代病。

我們每個人都擁有父母遺傳體質。由於血統和遺傳的關係，我們的身體，會有比較強的部分，和比較弱的部分。有的是氣管弱的遺傳家族，有的是氣喘家族，有的是胃功能弱的家族，這就是所謂遺傳體質。如果我們過度承受壓力時，屬於比較弱的部分就會有反應，而疼痛起來。譬如腸功能弱的人，馬上就會發作而罹患過敏性大腸炎。

由於壓力的原因，會引起自律神經失調，其結果首先就會影響大腸。如果是健康的人，只要一吃進東西，體內會自動分泌消化酵素出來。但是如果自律神經失調，就分泌不出來，結果造成腸胃蠕動不順，變成消化不良。

如果只是服用上瀉藥劑，不能解決根本的問題。壓力與自律神經失調，最有效果的還是唱卡拉ＯＫ。我對於罹患過敏性大腸炎的患者均建議：「暫時忘記工作，撥出一點時間輕鬆一下吧！」或「應該擁有一些嗜好」。

說到這裡，我想大家都應該知道，由於享受嗜好的樂趣，可喚起喜怒哀樂的感情，因此可以良性的刺激自律神經，進而將積存的壓力排除出去。

在歌唱世界裡，不妨去嘗試嘗試畸戀的歌曲。唱畸戀外遇的歌曲，不僅不會有離婚的例子，反而在卡拉ＯＫ的世界裡，滿足了畸戀之幻想，因此，實際上根本不會造成外遇和畸戀。

如果你對公司有任何的不滿，在歌曲的世界裡，你可以化身為沒有職業的流浪漢，或想像自己是自由奔放的船夫。在歌曲的想像世界裡展翅飛翔。不僅疾病會消失得無影無蹤，回到工作崗位後，更能努力認真工作。

一個工作能力強的人，不僅能悠閒的享受歡樂，應該也能充分享受其嗜好。

可是即使沒有壓力的人，但仍然患有胃腸弱、下痢的人卻也不少。對於那些人，卡拉ＯＫ就能充分發揮其效果了。由於必須從丹田發聲，自然會使用腹式呼吸。也會鍛鍊腹肌，加上對心臟也有強化作用。因此，若能以宏亮的聲音唱卡拉ＯＫ，有關腸胃弱的煩惱，將可一掃而空。

有一個老婆婆經常有下痢的症狀。因而飲食禁忌不少，例如不吃醃製品、蒟蒻和生冷的食物。大約接受十年的鍼治療和做體操，卻絲毫沒有改善跡象。可是來到我的卡拉ＯＫ教室不久，因練習腹肌運動，而使腸胃也強化起來。

她最近吃了已經十年未曾吃過的冰品也無大礙。由於產生了信心，蘋果磨泥，生冷食物都不在忌口。

和以前比起來，聲音也越來越宏亮。可以說唱歌的聲音好起來，和腸胃強化有成正比的效果。又因為心情開朗，到處參加演唱會都能獲得各種各樣的獎項。

高血壓——歌唱的解放感全安定血壓

上過卡拉ＯＫ教室的學員們，都確實感到它帶來的良性副作用是「血壓降低了」。依靠歌聲在不知不覺中使血壓降低，可以說沒有比這更容易又快樂的高血壓對策。在數年前，ＮＨＫ有一個有關消除疲勞的節目。我曾經介紹我的卡拉ＯＫ健康法，當時主題為「以唱歌治療高血壓」。

高血壓有百分之九十五是原因不明的「原發性高血壓」。以遺傳為中心，又具備各種條件就會造成高血壓。使血壓上升最大的原因則是壓力。遭遇到壓力時，自律神經會經常偏向緊張的狀態。由於身體維持戰備姿態，為了使血液能輸送到全身。心臟的機能會亢進而使血管收縮。而這個結果就是血壓上升。

血壓很容易受到精神狀態的影響，可能各位曾經經驗，也能充分了解。怒髮衝冠的人，會使血管脹得快破裂的程度。有些來看診的人，在醫師面前，也會緊張得血液上升。有些人平常並無不適症狀，但是做健康檢查時，血壓就上升了。

降低血壓的方法，有服用降壓劑的藥物療法，另外也有顧慮到生活模式的食物療法和運動療法。可是在我的醫院裡，又加上一項卡拉OK的精神療法。在唱歌時，也許會因緊張而使血壓上升，但唱完之後馬上就會降低下來。如果持續地唱，血壓則會安定下來。經過一個月、半年或一年之後，可以逐漸減少降壓劑的內服量，到最後就不需再服用了。

有些人本來血壓收縮壓最高為一八〇mm/Hg；最低的舒張壓為一一〇mm/Hg，可是開始唱卡拉OK二、三年之後，血壓處於最高一三〇mm/Hg，最低為八〇～八五mm/Hg的安定狀態。他是服務於銀行，做事中規中矩的人。以嗜好開始唱卡拉OK後，不僅恢復了健康，壓力、精神煩躁也都消失了。加上每天享樂的方法，完全改變和以往不同的生活，性格變開朗了，在夫妻一起享受卡拉OK中，感情也越來越好。

另外有一位女性，平日並無自覺血壓高的問題，像這樣的人比較不會注意自己的身體。很容易引起蛛網膜下出血的危險性。因為沒有任何症狀，一直認為自己很健康，因此，沒有做任何的對策。後來知道了，於是一面服用降血壓劑，一面開始唱卡拉ＯＫ。

持續兩年，平均每週唱一次卡拉ＯＫ，結果血壓從一八〇mm/Hg 降低到一三〇～一四〇mm/Hg，最低降到七〇mm/Hg 而穩定下來。降血壓劑的分量已越來越減少。她的高血壓是屬於頑固型，只有服用藥劑是很難克服的。反之，有些輕症的高血壓，唱卡拉ＯＫ一年之後，就可以慢慢減少降血壓劑的劑量了。

由於高血壓而造成蛛網膜下出血症狀，也是現代社會特有的病症。是高血壓、腦中風較具有生命危險的疾病之一種。可是以前很少聽到這種疾病，最近四十至五十歲較年輕的人，卻有越來越增多的傾向。尤其是中規中矩的上班族發生得最多。問患者時即知，是因常遭受公司的壓力，而產生的疾病。一輩子拚命的工作，如果某一天因蛛網膜下出血而倒下去，可以說是前功盡棄了。為了避免發生這種不幸，應該來唱卡拉ＯＫ，輕鬆輕鬆吧！

心臟病——促進血液循環，增加血管彈性

內科醫師對於來門診的患者進行預診。為了要了解得病之因，通常會詢問一些問題，乍看之下，這些問題彷彿沒有什麼關連，例如，家庭狀況、公司的工作有無煩惱、子女的教育問題、自己有沒有什麼困擾等等。平常的對話也是如此，每次看到對方，都會加以探詢。

動脈硬化、心肌梗塞、圓形脫毛症、胃潰瘍、心臟病……等之疾病，都是令人實際感到「有壓力時容易產生的疾病」。心臟病中的心肌梗塞，特別與壓力有密切的關係。隨著年齡的增加，無法倖免的造成身體的老化。所以，產生動脈硬化是無可避免的；若再有嚴重的壓力，就更容易造成心肌梗塞。

依據我三十年來診療的經驗，背負著壓力、無時不刻顧慮著工作、如齒輪轉動一般，只一味熱中於工作者，最容易罹患心肌梗塞。從股長、課長、經理、一路迅

速步步高昇的人，越容易罹患這種疾病而突然倒下。

反之，悠悠哉哉，有一點懶散的人，卻越不容易得這種疾病。敷衍了事工作的人，雖然不易有升級的機會，但卻比較不容易得這種疾病。會巧妙對應工作，鎮日悠悠哉哉的人，罹患心肌梗塞、胃潰瘍、高血壓的機會比較少。

由於如此，應盡量不要引發心肌梗塞的症狀發作，或使其延遲不發作，要一直嚴加防範。而防範之方就是必須將壓力排除才行。可是有時候即使建議「必須有休閒生活，應該撥出一點時間休息休息」。卻得到「我那有時間休息」的回答。

於是，我又告訴他們：「公司的老闆，假如員工有重病，只會將他辭職，他們是不可能照顧病人的，頂多發給疾病津貼而已。」可是仍然得到「沒時間休息」「沒時間遊樂」的回答。最後有人甚至說：「我不知道怎麼玩。」實在令人啼笑皆非。

這不是開玩笑，有些人的確是真的不知怎麼玩。這種A型特徵的人，日本人特別多。我覺得這是很不幸的事，不知如何放鬆才好，而使壓力越積越多。

星期日，你都在做什麼呢？「因為平常工作忙碌，假日只在家裡睡覺」，這類型的人實在太遺憾了。因為這樣並不能得到真正的休息。如果叫我假日躺在電視前的沙發上，一邊吃洋芋片；一邊看電視，我一定會肩膀酸痛再加上頭痛。

我在一年當中，會有好幾次模仿一般人的作風，想要好好休息地在家睡睡懶覺。可是到了最後，總是又後悔「我應該去釣魚，或唱唱卡拉ＯＫ才對」。因為看電視看好幾小時，再加上吃零食、睡懶覺，有時更顯疲累。

工作越激烈的人，在休息時，也應該做有勞動之休息方法，不然的話會使身體的節奏喪失平衡。應該建立有節奏的生活模式。

唱卡拉ＯＫ最大的特徵，是能排除精神上的壓力。由於血液上升，腦部血管會破裂的腦溢血，或四、五十歲年富力強的中年人，因蛛網膜下出血而突然倒下的心肌梗塞等，一切都是以壓力為導火線之疾病。這時我深深感覺到，如果常以唱卡拉ＯＫ，來使上升至腦部的血液降低下來，這種疾病就能加以避免。同時唱卡拉ＯＫ對身體絕對有良性的影響。

供給心臟營養的冠狀動脈，發生動脈硬化的血管，產生滯留或阻塞，就會引起心肌梗塞。可是依靠大聲唱歌，將氧氣輸送到心臟，阻塞的部分就會暢通。對於腦部血管阻塞的腦梗塞，也有相同的效果。

唱歌可以從身體、精神兩方面減輕心臟的負擔，所以認為自己是「不知道怎麼玩」的人，從今天起，應該唱唱卡拉OK了！

精力減退、冷感症——依靠意念的力量刺激性腺、恢復青春

曾聽過一句話，釣魚的人多半是好色之徒。我也是喜歡釣魚的人，覺得這一句話，可以依靠醫學上的說明來加以證實。

也就是說喜歡釣魚的人可以恢復青春。因為人類的五官在接觸大自然，所以恢復了野性的狀態。如果因為下雨、山崖崩塌下來，要如何去克服這個困難呢？說不定還會鬧出人命呢！

有時候必須爬上斷崖絕壁，勘察有無毒蛇出沒，或者尋覓有無熊的足跡。必須

要時時警戒，神經也必須很敏銳。像這樣刺激神經，大腦皮質會全力發揮出功能來，並且也會使腦下垂體盡情活動。

除此之外，也會受外界充分的刺激。例如陽光、風、空氣、臭氣、森林中的芬多精、沼澤的泡沫……對於健康一面充滿良性的刺激、一面刺激著感官。

由於如此，腦下垂體會活性化，刺激性腺賀爾蒙的分泌，性腺受到刺激，當然囉，在性方面就會增強性能力。

唱卡拉OK也有相同的效果。唱卡拉OK雖然都在室內，但卻可以依靠想像力來恢復年輕。至於歌曲方面，多半是以愛為主題。配合歌曲，在腦海的螢光幕，清晰的描繪出情侶的心情，以及思念情人的心情。

由於整天嚴肅工作的人，越需要脫離工作場所的氣氛，所以更需要融入詩情畫意的情愛世界。在這場合裡，是親子之情也好，男女之情也無所謂，由於如此就能得以恢復青春，更坦白的說就是「好色」。以男性而言，在睡眠中陰莖也會勃起。如果是女性，只要是甜言蜜語的想像，陰部也會濕潤起來。為了產生這種現象，卡拉ＯＫ的想像力就非常重要了。但是也絕對不能忘記歌唱的禮節。

不是一個人獨自唱歌，而是和同年齡層的人，去社團活動中心練習時，這也能得到刺激性腺的效果。但我並不是說團體裡有什麼曖昧關係，要擁有大家都是同學的心理。因此，如果有女性摻雜在一起也無所謂，偶而說黃色笑話也無妨。我覺得說說健康的黃色笑話是必須的。因此，加入這團體你就有獲得年輕的機會。

釣魚是回歸野生自然之要素。唱卡拉ＯＫ亦有相同的效果。和思考、演說等活動比較起來，唱歌應該屬於比較原始的活動。我們回溯歷史即知，以前音樂的結構，並沒有像現在這麼複雜。都是使用比較樸素的旋律。我們人類從古至今都一直在歌唱。日本神話中也有敘述，隱藏在岩戶的天照大神，因為受到樂聲舞蹈的吸引，而探頭出來的故事。同時日本的祝詞、誦經也都是有節奏的歌調。可以說是以一種官能感受的音響，來洗滌人們的腦。

唱歌對腦有很大的刺激，而且不管是唱歌給別人聽，或者聽別人唱歌，對身體都有好處。由於性腺活潑，心裡會湧出「我不能輸給年輕人」的心願，隨之便活力倍增。

更年期障礙——發揮情感功能，可刺激腦下垂體

四十至五十歲的女性大都會患「更年期障礙」，只是程度因人而異。可是百分之五十至六十的日本女性，出現的症狀是這樣的：容易疲勞、煩躁、頭部充血、手腳虛冷、麻木、心悸、耳鳴、暈眩、肩膀酸痛、腰痛、多汗症、蕁麻疹、頻尿、性慾減退等等。這些症狀每天輪流交替，可能昨天的症狀與今天不同。因此，這種症狀總稱為「不定愁訴症候群」。因為更年期障礙，而經驗這些痛苦的女性不少。其實這些症狀，與自律神經失調都有關連。

在這種年齡層，以卵巢機能為中心的周期會喪失平衡，而引起月經不順。年輕時，卵胞激素與黃體激素分泌十分充足。而刺激副腎賀爾蒙的分泌，如此才能發揮女性特有的機能。可是在閉經前後，這種平衡作用會失衡。在身體方面，配合這種

狀態，從副腎皮質賀爾蒙會分泌出兩種不同的賀爾蒙、雄稀二酮與雄烯二醇來取代女性賀爾蒙。可是這畢竟不是長久之計，只不過是暫時性的作用而已。連接卵巢和腦部的腦下垂體機能也開始紊亂，連自律神經也不能倖免，結果就造成前面所述的很多種令人厭煩的症狀出來。

隨著年齡的增加，更年期的障礙自然會消失掉，但朝不同的角度來看，也就是意味著年紀老了。諸位，你想不想以恢復年輕的方式來克服更年期障礙呢？

為達成這個目的，唱卡拉ＯＫ最好！為自律神經平衡唱卡拉ＯＫ最有效。這些話在前面已經反覆說過好幾次了。唱歌就是以適當的緊張與放鬆之反覆，使更年期障礙的不定愁訴逐漸減輕。

由於精神煩躁而出現一些症狀，因為這些症狀又引發情緒煩躁，如此陷入惡性循環的人不少。但是唱卡拉ＯＫ可以將惡性循環的鎖鍊切斷，心情就會開朗起來，而在不知不覺中，完全忘記身體之不適。

加上選擇適當的歌曲，用豐富的感情來唱，不僅可以促進想像力，也能刺激賀爾蒙的分泌。刺激性腺、刺激腦下垂體，賀爾蒙也會恢復年輕時的景況。由於如此，身體得到滋潤，皮膚也會變得有光澤、有彈性。

因為有這些症狀而感到心裡十分難過，所以一直封閉在家，過著暗淡的生活是不對的。應該積極的和卡拉ＯＫ的伙伴們一起享受歡樂的時光，對精神上有良性的影響。同時因為結識了有同樣症狀的人，心裡有感而發地「啊！原來不是只有我一個人這麼痛苦」。而鬱悶的心情可能稍會減輕。

以一個旁觀者的身份看來，唱卡拉ＯＫ的女性，不僅恢復了年輕、皮膚光滑，也越來越美麗了。當然身體也會越來越健康。和社會上一些所謂的「歐巴桑」，因生活疲累不堪、神情憔悴、精神沉悶來比較，擁有卡拉ＯＫ嗜好的人們，都是活潑而亮麗的。無法想像她們都是同一年齡層的人。

另外如果能和女兒、孫子們一起去唱卡拉ＯＫ是最好不過了。只要聽他們說「妳越來越年輕了」這句話，就足夠把更年期的症狀驅散得無影無蹤。因此，在每日單調的生活中唱唱卡拉ＯＫ，多多享受人生的樂趣吧！

防止老化——感性刺激，分泌恢復年輕的賀爾蒙

老人痴呆或老化的名詞，令人聽來不勝厭煩。可是其實大家都知道，這是人人無法避免的一條路。以身體而言，從二十幾歲開始，我們就已經開始走下坡了。因此到了四、五十歲時，都會切身感到體力不濟。

精神比體力更容易衰老。老化的速度也會加快。有一些人在有了孫子之後，被稱呼「爺爺」「奶奶」的同時，即確確實實的感到自己已經老了。意識自己「老」之後，肉體、精神上和頭腦也會急速的衰退。

為了要防止老化，應該擁有某些嗜好才好。以醫學正確的觀點來看，唱卡拉OK是防止老化最有效的方法。

卡拉OK可以刺激情感，而想像「我還很年輕」。心裡感到年輕，外表就會越來越年輕。持續在卡拉OK唱歌的人，並不會因歲月的增加而顯老，反而會越來越

年輕。一面唱歌，一面抒發情感，女性柔和的愛情、悲傷、快樂的情緒盡量去發揮。會將這種刺激，從大腦皮質傳到腦下垂體。由於如此，刺激甲狀腺和性腺分泌出賀爾蒙，互相都會產生良好的影響，使全身充滿了活力。

如果是男性，性腺受到刺激，當然會越來越有男子氣概、越來越強壯、越來越年輕，皮膚有光澤。女性就能一直保持女性的魅力。

唱卡拉ＯＫ不僅會分泌良性賀爾蒙而已。唱卡拉ＯＫ由於必須保持姿勢的端正，使用全身的肌肉唱歌。也許你有點彎腰駝背，但只要持續的唱卡拉ＯＫ，你的腰桿就會挺直。

已經衰退的腹肌與肺活量，在積極鍛鍊後，使你身體恢復了年輕，而且不是想像中的年輕而已，而是在身體上真正的恢復了年輕。

有些人身體的衰退和年紀是成正比例的。年紀越大越嘮叨越內向，認為自己是一個一無是處的老人。因為悲觀所以才會那麼嘮叨，那麼愛發牢騷。可是如果唱卡拉ＯＫ，暗淡的個性，會一瞬間變得很開朗。認為嘮叨是浪費時間很不值得。唱一首拿手的歌曲，心中暢快了許多，對於今後的人生也能積極的對應。

奉勸各位，對於過往的事情不要再耿耿於懷，應該使今後的人生更快樂。所以說唱卡拉OK對你必然有很大的幫助。

防止痴呆——以腹式呼吸吸入的氧氣，會使腦細胞活性化

日本有幾座稱為「猝死寺」的寺廟。可能有不少的人，認為年老後癱瘓在病床不能動，或因痴呆症而困擾著家人，是非常不幸的事情。因此認為活著的時候，應該保持身體強健，過著充滿活力的生活。但是死的時候，希望能乾脆解脫，才會有這樣的心願。因此，猝死寺之旅至今仍保持相當的熱潮而絡繹不絕。

痴呆分為兩種類。在歐美較多的人是屬於阿茲海默型的痴呆，這種類型的痴呆，是在原因不明之下，腦的功能越來越萎縮所造成。目前仍無較有效的治療方法。

日本人則多屬於腦血管性的痴呆症。由於腦動脈的硬化，造成好幾個地方腦梗

塞。以致於腦的功能越來越衰退。日本人患這種痴呆型約占有六成。也就是說只要能預防動脈硬化，就可以減少痴呆症的發生。

腦動脈硬化的原因，有高血壓及高血脂症等。有了這些症狀，首先要注意飲食生活。為了降低血壓，唱卡拉ＯＫ也很有效。運動不足、精神上的壓力、暴飲暴食、吸菸等都是不良的因素。但依靠卡拉ＯＫ可以將這些問題解決。只要將壓力排除，勿暴飲暴食、香菸減量，運動不足方面，就以歌唱來加以補充了。

另外，卡拉ＯＫ對防止身體的老化也有效果。由於鍛鍊腹肌與背肌，而分泌出賀爾蒙使之恢復年輕，不僅身體感到年輕，連心情也跟著年輕起來。依靠腹式呼吸而有效的吸收氧氣，是不可忽視的效果。能吸收多量新鮮的空氣是恢復元氣之源。

有一個七十多歲的女性說，她開始唱卡拉ＯＫ後，注意力又恢復舊觀了。本來隨著年齡的增長，注意力會越來越散漫，可是隨著唱歌訓練頭腦，記憶力越來越好，也比較不會健忘。由於必須背誦歌詞，訓練提高記憶力非常有效果。而依據逐一向新歌曲挑戰的機會，可以培養積極進取之心。

最重要的是，和卡拉ＯＫ的伙伴們的交流，會讓你變成喜歡社交的人，這點可培養協調的精神。聆聽別人唱的歌，也唱歌讓他人欣賞，在這當中，痴呆症就無機可趁了。

有一個老男人，已經開始有痴呆的狀況。由於如此，看護他的女護士就每天唱歌給他聽。唱小學時代的歌，起先老人只能回憶歌詞的第一行而已，到了後來，他拚命的回憶旋律。護士好幾次、好幾次反覆的唱給他聽，終於一行、二行，二行、三行整首曲子他都回想起來了。不僅只回想起這首歌曲而已，從那首歌曲開始，將往事都重新記憶起來了。萎縮的腦活性化，記憶也開始恢復。

中老年開始痴呆、腦動脈開始硬化的人，唱唱扣人心弦、古老的歌曲給他們聽吧！然後也帶著他一起唱。這是防止腦部老化最好的方法。雖然不能只依靠唱歌來解決一切的問題，但是必然會成為防止痴呆最大之契機。

有個義工團體去訪問老人之家。他們發給老人一張影印歌詞的卡片。大部分是懷念老歌。這些老人們，以他們發抖的手，拿著卡片拚命的想一起唱。尤其是懷念的歌曲和有名歌手的歌曲，流著淚高興的唱著。也許是聽著懷念老歌為契機，也勾起自己的往日情懷吧！

然後，邀請他們一起大聲的唱，他們也很高興的附和著，唱過後他們都說「飯好好吃哦！」卡拉ＯＫ的效果，實在令人訝異。

感冒——刺激自律神經可提高免疫力

如果只是輕度的感冒，唱卡拉ＯＫ會自動痊癒。

當然，要視其症狀程度而言，有些症狀可以痊癒，有些則不行。其區別請教你的家庭醫師看看吧！因為並非只是一味的唱歌，任何感冒都能治癒。

只是有點鼻塞、打噴嚏、流鼻水的程度，或者覺得惡寒但沒有發燒，這些程度唱卡拉ＯＫ倒是可行。當然，因為唱歌模式有其正面性的思考「這種小感冒我不怕！」於是感冒就落荒而逃了。自己喜歡唱歌的話，以唱卡拉ＯＫ的念頭來殲滅疾病。對於想要參加運動會、參加遠足的孩子，只有輕微的感冒症，我會說「你應該去參加」。因為做了自己喜歡的活動，疾病就會很快的痊癒。

但如果是重感冒，就難以治療了。有時候卡拉ＯＫ唱過度，喉嚨會長出息肉，或者感冒更形惡化。因此，像流行性感冒、重感冒，還是在家休息比較好。

以為服用了感冒藥，感冒很快會消失，但是三、四天還不見好轉時，就很難判斷可不可以唱歌了。如果是支氣管炎，需要藉助抗生素。但若併發大腸炎下痢時，我會看著患者的臉色說：「依你現在的狀態，加力量唱歌，可能下身會流出黃液出來哦！」但是真正有戰鬥力的人，既然已經參加卡拉ＯＫ全國大賽，這種強烈的意願可勝過疾病。能依靠自我醫療的人，和不能依靠自我醫療的人，我都以其臉色來辨別是否能唱卡拉ＯＫ，如看到對方有退縮之意時，我會很果斷的對他說：「今天你不適合唱歌。」

本人是否有意願呢？其症狀之危險度如何呢？以此做綜合的判斷，才決定他可不可以唱。這樣的判斷，對外行人比較困難，因此可能的話，請醫生來判斷最理想。

有時判斷為「如果去唱，咳嗽和多痰可能會持續幾天，也許會發燒，但上台機會難得，所以還是去唱吧！也不會得肺炎嘛！」但本人選擇退出比較好，或者參加比賽大會，這都由其本人自己決定。

但是若找醫生不方便，而有感冒傾向時，是否可以唱歌呢？這裡有個基準可供參考。以最高音及最低音之音域唱唱看。用「啊！啊！啊！……」來練習。如果聲音沙啞，或喉嚨感到刺痛，這是亮起黃燈，應該注意了。喉嚨發炎、聲帶會痛、聲音沙啞，不能隨心所欲唱高音，尤其聲音沙啞，那時還是盡量不要唱的好。

但是若能持續不斷的唱卡拉ＯＫ，則不容易感冒。有一個女性朋友，整個冬天感冒三、四次。有一次甚至因拖太久，喉嚨腫了起來，耳朵積水，聽力惡化。從唱卡拉ＯＫ開始，就很少再患感冒了。即使有感冒現象，也是很輕微的症狀，由於如此，不需要到耳鼻喉科去治療，她感到非常的高興。

由於刺激自律神經，提高免疫力，增強身體的抵抗力，有增加體力的效果，所以轉變為不易感冒的體質。

消除疲勞——促進新陳代謝、消除疲勞

疲勞才更需要唱歌。也許各位會擔心，精神上、身體上都已經疲勞，如果再唱歌，會不會更疲勞呢？其實認真的唱歌，流了一身的汗，精神適度的緊張，反而會使疲勞雲消霧散。

人類的身體，具備有調節自我體能的機能。只要能維持健康狀態，它就會自動調節至平衡。不會因使用而磨滅。越使用，恢復力則會更增大。因此盡情的使用，它就會增加力量來恢復原狀。例如捐血之後，血量會很快的恢復原狀。因此身體感到疲勞時，消除疲勞的力量就會快速的發揮出來。

如果因活動而疲勞，但不會恢復原狀的話，那麼即表示你身體可能有哪個部位有問題。例如肝臟不好、心臟衰弱等等的可能性。

以我多年的經驗，唱卡拉ＯＫ的運動量，對於消除疲勞是最適當的運動。一直

看著個人電腦畫面等一切事務工作，只有腦、手指頭、眼睛周圍部分感到疲勞時，對於這種類型的人來說，唱卡拉ＯＫ最適當。可以調適情緒，並且全身運動之疲勞感也會消失無蹤。

因持續操作個人電腦疲勞者，可以將幻想的翅膀加以展開飛翔，對於消除疲勞非常有效。機械式的操作電腦，不需多少創意。但唱卡拉ＯＫ，可以一面訴求感情，一面描繪歌曲的情景，沉醉於美妙的情調中，這正是最好的創意活動。

這時候，自己的腦筋會全部活動起來。人想要去創意活動時，自然不會感到疲勞。熱中於自己喜歡的事，集中注意力好幾個小時中，即使有一點疲憊感，只要稍微休息一下，疲勞馬上會消除。依自我表現、以及發洩等，不僅不會感到疲勞，反而會增加活力。但是相反的，如果自己的創意被扼殺，而被迫不喜歡的影像出來時，馬上會感到疲憊不堪。這種他人所賦予的重壓，可說是最嚴重的負荷。

如果以這個角度來解釋，ＬＤ所出現的畫面，有時候也會破壞自己的想像力。由於如此，反而造成重壓。

最理想的方式就是一面看著歌詞的卡片，一面在自己腦海的螢光幕上去展開畫面。活動肌肉、肺活量增大、新陳代謝暢通，像這般均有消除疲勞的效果。來到我的教室唱卡拉ＯＫ的人，和陌生的人、環境、職業不同的人、家庭背景不同的人，在很愉快的談笑中，可獲得精神上的安詳與活力。

如果想消除疲勞，和工作單位的同事、前輩或晚輩一起唱並不適合。當然比完全不唱卡拉ＯＫ是好得多。但和同事一起到卡拉ＯＫ，有時候不知不覺又會談起工作中的事。例如：有人在唱歌時，

「那件案子進行得如何？」等，愉快的氣氛有時會一掃而空。即使想暫時忘記工作，也很難完全拋棄。和上司唱歌時，上司還沒唱，自己不敢唱，何況如果將上司拿手的歌曲先唱走，可能造成上司不悅。

因此，不僅自己的壓力不能排除，在精神有壓力之下會更形疲勞。而有時在無可奈何之下，稍作讚美，說不定對方會得意忘形的一直唱著你不喜歡的歌。既然到卡拉ＯＫ去，反而使壓力增加是否太浪費時間了。

我經常想應該盡量擺脫自己的職業領域，來享受卡拉ＯＫ。能暫時忘記工作，而安安心心、自自然然與之交際的朋友們，由衷快樂的唱歌，才是唱卡拉ＯＫ最大的價值。

腰痛──腹式呼吸可強化腹肌與背肌

唱卡拉ＯＫ時，認真的唱，姿勢是很重要的。下腹部加力量，以丹田發出宏亮的聲音，必須維持著正確姿勢。由於如此，自然會強化腹肌與背肌。有腰痛的人，在以端正的姿勢唱歌後，慢慢的就能矯正與治療。

有一個女性朋友，長久以來因腰痛而困擾，照射Ｘ光片時，發現脊椎痛的部分已經變形。現在必須束腹來進行矯正。

她最初到我的卡拉ＯＫ教室唱歌時，姿勢也是不太好。可能是腰痛的關係，身體彎曲如「＜」形。但是我一直耐心反覆的指導她，希望她站直挺腰來唱歌，在每次的糾正中，約過了一年左右，她已經能完全挺直腰桿唱歌了。當然，聽說她在家也努力的伸著脊椎練習。為了保持正確的姿勢，以脊髓為中心，鍛鍊骨骼肌是成功之因。

不僅矯正姿勢而已。由於我很嘮叨的交代「必須以腹式呼吸」。這位女士為了想學會腹式呼吸，每天自己拚命的練習。她每天晚上睡前，躺在床上蓋著棉被，練習下腹用力呼吸。在上班途中的電車裡，也持續做著腹式呼吸。剛開始時當然無法順利呼吸，但隨著腹肌、背肌的強化，慢慢的，已能從丹田發出聲音。就在那時候，她的腰痛就已經消失了。再加上能強化內臟，連便秘也痊癒了。

要治療腰痛，只是鍛鍊腰部的肌肉，是不會治癒的。由於內臟異常，或精神上的原因所造成的腰痛例子不少。必須一面考慮全身之平衡，一面強化脊椎、矯正姿勢才行。卡拉ＯＫ治療腰痛的主要原因是，根據全身的效果，精神積極化所造成的效果，隨著全身保持平衡，腰的毛病，自然而然朝痊癒的方向前進。

開始唱卡拉ＯＫ後，不會只是改善一種症狀而已。必然會使全身之不調，全部的改善。這是因為將身體調整為平衡之故，而使疾病的症狀自然的消失。

支氣管炎、氣喘——以新鮮的氧氣排除過敏原

一提到氣喘，直覺感到應是小學生的疾病，但是最近的成人，罹患支氣管炎、氣喘的人卻越來越多。成人的症狀比孩子的氣喘更嚴重，所以很麻煩。

氣喘也有遺傳的因素，但過敏性的體質也是一種原因。空氣污染、房間之塵埃、動物的毛、植物長黴等之原因所引起。另外，花粉症、過敏性鼻炎，都是和抗原體反應相似之結構所引起的。

治療的方法是，將引起過敏原因之物質，採用減感作療法。而直接好幾次將過敏反應的物質（過敏原）注射人體，造成習慣性，同時也還要配合各種藥劑。可是有時候以為已經治療好，但只要有動機即再發。有一種副腎皮質賀爾蒙的特效藥，但要完全治癒並不容易。

因這些和壓力有密切的關係。由於興奮、感動而發作的例子不少。同時有人聞到香料味道，也會突然發作·

雖然唱卡拉OK不一定會完全治癒，但症狀好轉的例子卻不少。其理由之一是精神的安定，可以控制激烈感情的起伏。尤其有攻擊性的人，或經常懷有不安感的人，交感神經過度活性化，而使緊張無法消除。自律神經喪失平衡時，造成過敏原因的物質進入體內，產生了過剩反應，或是無法順利排除。

但是由於唱歌可以強化胸部的肌肉。對於控制氣喘有好的影響。當然，進行腹式呼吸時，不僅強化了腰部的肌肉，也能強化橫隔膜。只是咳嗽就會消耗體力，但是能強化肌肉，也能加強耐力。

另外，以腹部做深呼吸，吸入大量新鮮的空氣，淨化血液的效果是不可忽視的效果。

有一小學時代就患氣喘的上班族女性，在唱卡拉OK之後完全根治。她在中學二年級時，因體力增加而不再發作，可是在快步走時，依然會有喘鳴聲。

剛開始唱卡拉OK時，因感到難為情，而唱得很小聲。但練習幾次後，就大聲唱起來了。並且自信心越來越增加。不久即獲得比一般人更多的體力。肺部也恢復了健康。每天過著很開朗的生活。

有一些患氣喘的人，常常擔心發作而戰戰兢兢，個性也變得消極內向。唱卡拉OK不但能恢復健康，同時也能使其個性變得外向又積極。

頭痛——足夠的氧氣會使頭部的緊張消失

偏頭痛、後頭痛神經痛等，所謂的頭痛原因很多。其中最重要的是心因性頭痛，亦即精神性的頭痛。平常發生困擾時，總是以「抱著頭」「頭好痛」來比喻。實際上，壓力若加重也會引起頭痛。由於自律神經失調，引起肩膀酸痛和血行障礙，受其影響，頭部有沉重感、頭痛。有時痛的程度，只能以頭痛欲裂來形容。同時對於一些定期頭痛者，只要一想起快要頭痛了，心情就鬱悶起來。

當然有治療頭痛的藥。但是比較強效的藥劑，會帶來很大的困擾。例如，胃不好的人，因服用頭痛藥，而感到反胃的例子不少。卡拉OK可以說是最理想的「頭痛藥」。既無副作用，又能使情緒、頭腦舒暢起來。盡情的吸入氧氣，排除壓力，瞬時使頭腦放鬆下來通體舒暢。忘記緊張，自由奔放的唱，在不知不覺中，就將頭痛這碼事給忘得一乾二淨了。

由壓力為主因所造成的頭痛，所發生的問題就是圓形脫毛症。這在其本人很難發現。多半是到了理髮廳，聽到師傅說「你禿頭了」才發現的人很多。由於壓力之故，而使頭髮以圓形的方式脫落。如果過於介意變成禿頭，會使壓力增加，而陷入惡性循環之中。

像這樣屬於壓力性的症狀，只依靠藥物做症狀治療，是無法根本解決的。應該重新檢討自己的生活方式，考慮如何解除自己的壓力。要不然這種症狀會反覆不停的發生。當然，如果擁有適當之嗜好的人，是不會發生頭痛和圓形脫毛症的。所謂笑口常開福氣來。愛唱歌的人，健康自然來。放鬆你的肩膀，來高歌一曲吧！

第四章

何種唱法才能提高健康效果

福田式歌唱訓練可倍增卡拉ＯＫ健康法的效果

卡拉ＯＫ對於健康的影響，有精神上的效果與生理上的效果兩種。一般來說，精神上的效果，大家都已熟知。可是有關生理上，其意想不到的效果，常常都被忽略了。

唱卡拉ＯＫ時，其本身的動作，對於人體的健康，具有正面的效果。為什麼呢？因為歌唱時，不外乎是一種肌肉運動。同時由於唱歌時，血管也會有收縮運動，因此心臟的活動會比較活絡，也能促進血液循環。並且唱歌的動作，猶如深呼吸一般的效果。因此，如果唱歌三分鐘，新鮮的空氣就會大量的進入肺部，和身體內的廢物進行交換。

乍看之下，彷彿唱歌有利而無弊，其實不然，因為如果唱歌的方式不對，是會傷害我們的喉嚨的。所以並非只是單純的唱歌就好。

至於要如何唱歌，才能提高效果呢？

在這種存疑之下，我極力的思考，於是編創出一套福田式歌唱訓練法。這種訓練法就是仰躺於床上，在腹部放一、兩公斤的重物來練習唱歌的方法。如果在自己家裡練習，用一本電話簿重量剛剛好。然後一面看著電話簿上下浮動，一面練習唱歌看看，不用伴奏亦無妨。

也許有人會覺得這種練習法太滑稽，但其實這是一種非常活力化的方法。因為腹部放置重物，可以鍛鍊腹肌，亦能學會腹式呼吸。尤其對位於區隔胸部與腹部間的橫隔膜很有幫助。

一提到橫隔膜，顧名思義好像只是一層薄薄的膜，其實不然。它是正式的一種肌肉。所以必須好好的鍛鍊。腹式呼吸是將橫隔膜盡情的收縮，或者盡量的放鬆，而調節空氣出入之呼吸法。

能使橫隔膜像手風琴的蛇腹（音箱）一般上下活動的人，氣長才能像歌手一般的持續。而學會腹式呼吸，肺活量必會增大。

例如，我最喜歡的細川孝先生，能將「津輕節」自始至終以宏亮的歌聲持續著，那是因為他能好好應用腹式呼吸法之故，這種唱歌技巧困難度頗高。

反之，只會用聲帶唱歌的人，不僅聲音不能持久，若太勉強發出聲音，可能會傷害到喉嚨。以這種方式唱卡拉ＯＫ的話，第二天聲音就會沙啞、喉嚨痛，或有痰上下滯留的狀況，這就是不會使用腹式呼吸的證明。如果一直持續這種狀況，不久之後，喉嚨就會長出息肉。

如果沒有適當的重物置於腹部，可以用頭和腳各抬高十公分的姿勢。由於處於這種姿勢，腹部肌肉會緊繃，這時高歌一曲，對腹部來講是一種很激烈的腹肌運動，效果可能更好。可是這種姿勢相當痛苦，所以一般人使用電話簿比較理想。

站在肌肉運動積極的進行氧氣交換而言，唱歌與做運動有相同的效果。同時卡拉ＯＫ可以天天練習，這可以說是比做運動更方便的健康法。

站著唱、坐著唱不僅歌聲不同，健康效果也有差異

腹式呼吸是對身體非常有幫助的一種呼吸法。已經得到很顯明的證實。可是實際上想做腹式呼吸並不是那麼容易的事。尤其平常都使用胸式呼吸的女性，要以腹式呼吸方式來唱歌，非常的困難。可以說在業餘的歌手中，能用腹式呼吸方式唱歌的人並不多見。

以練習方式而言，要採用腹式呼吸唱歌，最好的方法是躺下來練習唱歌。躺下來唱歌可以容易的做到腹式呼吸，為什麼呢？因為躺下來，每個人很自然的都會進行腹式呼吸。

但這種方式除了在家練習之外，外出就不能以躺著的方式來練習唱歌了。因此次要的方法，就是坐下來唱歌，因為坐下來也比較容易進行腹式呼吸。我如果長時間開車時，在車內都是坐著唱歌，只是如此，就能練習腹式呼吸了。

以練習腹式呼吸的觀點而言，坐著唱歌比較好，但是以全體健康效果為考量，還是以站著唱歌比較合乎道理。

因為人類在打仗時，也都是採用站姿。躺著就會失去鬥爭心。由於使盡全力唱歌，在精神上也有提高的效果。

當然囉！只是直立站著也沒有什麼效果。必須兩腳稍稍分開，穩穩的，讓人推不倒，彷若應戰之姿。許多名歌手雖然程度不盡相同，但多半都是採用這種姿勢。但是其中的例外是，以『赤城搖籃歌』而聞名的東海林太郎先生，則是採用直立不動的姿勢。

運動也是如此，請連想看看，相撲力士對決時，短跑選手起跑時的姿勢均是如此。但其實不需要像他們那樣，把重心放那麼低，可是其基本概念都是相同的。我們做任何一種運動，腰部如果不穩固，也都無法做得很好。同樣的，唱歌時腰部必須加力量才行，只靠上半身唱歌，無法表現得盡善盡美。

但是要注意的是，避免在唱歌之前將力氣用盡。在前奏的階段裡，必須將心情放輕鬆。以短跑來做比喻，就是「各就各位」等待發令的時刻。因為在這個階段放鬆力氣，接著才能將爆發力發揮出來。

看看一些唱卡拉ＯＫ的人，多半是隨隨便便的應對前奏，有的人很害羞，有的人則和旁邊的人說笑。但其實前奏這個階段很重要。

前奏開始時，首先要將精神放鬆，身體也要放鬆，而隨著前奏慢慢往前推進，全身的緊張感越來越增加。以短跑比賽而言，就是「準備」的階段。在這當中，心臟會加快，血液循環活絡，精神逐漸增加集中度。

然後，在要開口唱歌時的霎那，緊張感則達到最高峰。以短跑比賽而言，相當於鳴槍的階段。

這種放鬆與緊張感之間的變化，對於健康有很大的效果。極度的緊張除外，適度的緊張，對身體的健康有很大的幫助。

因此，在狀況許可的範圍內，盡量站著唱歌最為理想。

有時不用麥克風，從腹部用力唱歌也能提高健康的效果

和我交往有十年以上的福田義信先生，現在擔任業餘歌謠聯盟西日本聯合會長的職位。卡拉ＯＫ指導專家的他，所努力推展的重點之一，也是腹式呼吸。根據他說，為了提高效果，麥克風要離嘴角遠一點。因為不依賴麥克風，不得不從腹部用丹田發出聲音，這樣一來，自然而然就學會腹式呼吸了。

最近，大部分的卡拉ＯＫ都有迴音裝置，沒有聲量的人，唱歌也相當有魅力。由於如此，只用嘴巴唱歌的人越來越多了。

不管多麼會利用麥克風的效果，使用腹式呼吸正確發聲的唱法，和不用腹式呼吸的唱法，聽眾馬上就能辨認出來，因為那是迥然不同的感受。

因此，有時候不要用麥克風唱歌看看，平常唱卡拉ＯＫ的場所都非常的寬闊，不使用麥克風，以腹部發聲唱歌，聲音應該十分宏亮才對。福田義信曾說：「以會

場最後面的人為唱歌的對象。」這句話的確是至理名言。

在我的卡拉OK場所唱歌的人，一開始就沒有使用麥克風。因為沒有用麥克風，才知道其聲量有多少，正不正確。如果是為了健康而唱卡拉OK，那麼麥克風就沒有那麼重要了。

但無論如何，最近麥克風的性能越來越優異，沒有什麼聲量的人，也都能成為一名歌手。

以前的戲劇院並沒有麥克風的設備，為了使聲音能傳到三樓的位置，需要很大的努力。聽說到河邊做發聲練習，要清楚的將聲音傳到對岸才行。

現在已經很少人這麼做了。只是用嘴巴唱唱就能當一名歌手。透過歌聲引起共鳴與感動，已經越來越少了。

我覺得唱歌並非單一管道而已。歌手必須給予聽眾一些感動，聽眾才能有所共鳴。好像澳洲的回力鏢一般，聽眾也將感動反應給歌手，如此這般相互感動，才會有感人的歌曲誕生。可是如果歌手不能將感動傳達給聽眾，那麼聽眾感動的心情也就無法再回饋給歌手了。

這種情形並非只屬於專業歌手的狀況，唱卡拉ＯＫ其實也相同。從丹田發聲唱出的歌聲，打動了聽眾的心弦，其感動的心情必能回饋給歌手，歌手的精神得到鼓舞與喜悅，當然對健康也有莫大的效果。

因此，唱卡拉ＯＫ切勿過於依賴麥克風，偶而丟掉麥克風唱歌看看吧！

「做好準備」再唱，對身體才不會有妨礙

卡拉ＯＫ是能得到健康的一種運動。由於是運動的一種，因此也有必須注意的事項。

有些熱愛卡拉ＯＫ的人，一大清早就開始唱，其實那是很不理想的。

早上起來，身體各個器宮都還是呈睡眠的狀態。聲帶部分的血液循環並不十分通暢，在這種狀態下唱歌，容易損壞健康。其時早餐的食物正在腸胃消化、吸收當

中，各個器官逐漸甦醒開始活動。同時在起床後幾個小時當中，和家人或朋友會有種種的談話，這時聲帶的血液循環才能充分暢通。由於如此，接近中午時會成為唱歌的最佳狀態。如果只是哼哼歌，早上進行就無所謂；如果要正式唱歌的話，還是中午時刻最為理想。

雖然如此，但也許有某些原因必須在早上唱歌。這時候可以提早起床，做做體操，輕輕的動動身體，或做發聲練習，慢慢發出聲音來。好像身體的暖身運動一般。「做好準備」再唱，對身體才不會有妨礙。

如果是正式的運動，在早上通常也不會太勉強。例如，早上打棒球，必須先做暖身運動或跑一跑。可是要唱卡拉ＯＫ的人，都會認為「只是唱唱歌而已，無所謂吧！」不認真做準備運動。

沒有「做好準備」突然唱歌，不僅會傷到喉嚨，有時也會傷到橫隔膜的腹肌。如果真如此，要恢復可能需要很長的時間，因此要特別注意。況且不幸的話，可能也會影響到肺部。還有一點，在身體感到疲倦時，最好也盡量避免唱卡拉ＯＫ。

雖然如此，但對有工作的人來說，工作告一段落時唱唱卡拉OK就特別有趣。並且也能紓解身心的壓力。因此為了精神上的健康，想唱但又忍耐著不唱也是不對的。

但是並不是每次唱歌，都需使盡全身的力氣來唱，偶而放鬆心情，坐著唱唱歌也是很好的。

勿長時間唱，時間短但每天唱對身體才有幫助

常常有人問我：「一個禮拜唱幾次卡拉OK最適當。」

我對他們都這樣回答：

「每天唱也可以，請每天唱唱吧！」但如果以健康法為考量的話，則每天唱一小時段，並且要持續不斷，這樣的話，效果會更加提高。請容我再重複一遍，卡拉OK是屬於一種運動，切勿一次唱太長的時間，每天一點一點的累積才最重要。譬

如，不要一個禮拜一次慢跑好幾公里，應該每天跑，但短距離、短時間。每天做柔軟體操、快步走等效果會更好。

由粘膜和軟骨所形成的聲帶，和以肌肉形成的橫隔膜，如果休息太久會有怠惰的狀態，因此，每天適當的運動給予刺激，才會有鍛鍊的效果。每一位優秀歌手，必定不缺乏每天的訓練。有一句話說，持續才能擁有力量。我觀看我周圍每天訓練唱歌的人，和別人自然而然就有差別出來。

我這樣說，並非要大家每天都到卡拉ＯＫ，或ＫＴＶ去唱歌。那些專業的場所，一個禮拜去一、二天就可以了。其餘的時間在家練習就好。

最近坊間卡拉ＯＫ錄影帶、ＣＤ充斥市場非常方便。但其實沒有畫面出現也無妨，因為自己的頭腦可以說是最優秀的畫面了。在腦海裡刻畫著歌詞裡的情景，然後將之投影出來就可以了。這種方法反而可以促進想像力，對頭腦的活性化很有幫助。

我剛開始學習唱歌時，以為唱越久越好，曾經一天裡唱五個小時，可是唱那麼久難免會產生疲憊，於是不敢再天天唱下去。因此，請各位每天短時間，而以輕鬆、從容不迫的心情去努力練習唱歌，這才是能保持持續的要訣。

每天持續，就會越來越習慣了。

「今天還沒練習唱歌，想開始高歌一曲。」

能有這樣的感覺是最好不過了。如果一天沒有唱歌，身體就會覺得不舒服，擁有這樣的心情，你就已經站在健康的門口了。

認真唱歌，能提高卡拉ＯＫ的健康效果

也許有人會認為「我不擅於唱歌，不敢在卡拉ＯＫ裡唱」。其實不必介意，因為我們又不是歌手。不是聽聽別人唱歌，而又去批評別人唱歌。這只是以健康法為趣味，或一種嗜好唱歌而已嘛！

比任何人都了解這種道理，本身有體驗，又加以主張的是ＮＡＫ指導員佐藤玄

祥先生。佐藤先生是藥劑師又是指壓師，平常對於人們的健康管理非常盡心，又擔任NAK理事、東京都支部聯合會長等等，對於卡拉OK健康效果更是寄予強烈的關心。佐藤先生最注重的，就是不管你唱歌唱得好不好，有沒有認真唱最重要。因為即使你唱的不好，但很認真的唱，也能活性化你的心肺機能。所以千萬不要膽怯而不敢上場唱。

例如「我跑得慢就不敢參加慢跑」，應該沒有人會這麼想。因為慢跑不是比賽，而是一種趣味競賽。在趣味的世界裡，高明不高明，做得好不好都不是問題，最重要的是你有沒有認真的參與。如果你只是應付了事草草率率，必然會遭到他人的排斥，其本人也會有災難。

這種道理在我們釣魚世界裡也相同。

我邀請釣魚的初學者來釣魚。我對他們說：「釣魚並無高明不高明之分；釣魚的成果也是次要。重要的是，當你將釣線放入水中後，你就必須認真的釣魚。這只是和大自然挑戰，和魚鬥智而已，然而在大自然的懷抱中，自己的身體已得到了休養。」

其實大自然是很可怕的。希望能透過釣魚來了解大自然是否真的值得敬畏。於是我說明了在山毛櫸原生林中迷路時應注意之事項。冷靜沉著、不慌不忙才能發揮野地求生的本能。依靠風向、或者辨認沼澤的聲音、或尋獸路而找出脫困之方法。也就是說透過釣魚，學會和大自然一起共同生存的智慧。

像這般，認真的追求釣魚的樂趣，必然會產生新鮮又感動的喜悅。可是反過來，如果只是以隨隨便便的心情去釣魚，恐怕會因在原始森林迷路而遭難。

也許這個例子過於誇張，不過對於任何一種嗜好或興趣都不能隨便。而要以認真的心情去追求。因為認真的追求樂趣，你的周圍就會湧來有相同嗜好的人，自然凝聚志同道合的朋友，這也是心靈健康的重要因素。

因此，切勿輕視卡拉OK的功能，既然要練習就必須認真。俗話說「一知半解會吃大虧」，知道卡拉OK健康法流行消息的人，如果還是以敷衍馬虎的心情，容易傷害到喉嚨，則是無可避免的原因。

或者有人認為自己唱得不好而隨便唱唱，這種不認真的態度對於健康絲毫沒有幫助。既然為了健康唱卡拉OK，不管唱得多麼不好，也應抱持認真的態度。佐藤先生也說過，唱卡拉OK不僅對健康有正面的幫助，在其他方面也能開拓一條新的道路。

成為歌曲的主角、融入歌曲世界，可以使腦細胞活性化

唱歌不僅只是做肌肉運動而已。在情操方面也能得到相當的意義。

我每次唱「夜霧的布魯斯」，都會聯想到籠罩著夜霧的橫濱港。雖然思念著心儀的女孩子，但是因為男性的自尊而不敢啟口示愛。然後神情落寞的從大棧橋的山下公園走過去，徘徊在冰川丸附近。

想像歌詞中描繪的情景，不知不覺的跌入情感的世界裡，而成為歌曲中的主角，又不禁陷入寂寞悲哀之情境中。

能夠體會愛情的心情，兼具有另一層重要的意義。因為像這般一面唱著歌，一面訴之情操觀念，能夠刺激大腦的情感領域。

像這樣的刺激腦部，能使腦細胞趨於活性化。由於如此，可以有某程度的預防老人痴呆症的效果。但是不論你唱歌多麼宏亮，如果只是按照歌詞隨便唱唱而已，就無法成為優異的健康法。

當然，在腦海裡描繪情景，不一定要在歌詞中所描寫的當地。如果你沒有去過橫濱港，你可以想像神戶港或小樽港，只要是你去過或熟悉的港口就可以。現在世界各角落的風景都能呈現於電視畫面中。但假如是你從未去過的地方，你可以依靠自己的想像力，將之想像出來。

但是，以我本身而言，對於我喜歡的歌曲，盡量能親自去看看實地的情況。例如，我深刻的想到『名月赤城山』的實際印象。於是利用我去釣公魚時，順便親訪赤城山，實際到當地去，才能清楚的感受到「往昔國定忠治住在這裡的生活」或「他住在此地，遭人欺騙後不得不逃離這個村落」的心情。由於有這種體驗後，以後再唱『名月赤城山』時，就更能體會作者國定忠治的心境了。

我也很喜歡『城崎布魯斯』這首歌，也曾數次造訪城崎。在當時，我想像和「作詞者星野哲郎先生來此地的心情」。而以歌曲中之主角的心境，走走斷崖的步道，走過吊橋，或遠眺海洋。

這種行動，和古人尋幽訪勝之旅一般，我想對身體應該也有好處才是。

雖然這麼說，但並不是每首歌的背景，我都能去造訪。遇有不能親自去時，除了以想像去描繪情景外，別無他法。以為自己沒去過，就完全無法聯想的話，彷彿放棄了使腦部活性化的機會。當然不用去比較正不正確，因為每個人不同，經驗與知識也因人而異。能夠以個人努力將形象描繪出來即可。自己描繪形象的能力有多少，就是恢復年輕的方法。

所謂恢復年輕，意味著能培養不易被疾病侵襲的身體。能做使身體感到舒暢的事，或使精神愉快，這時體內的免疫效果就會提高，並能強化防禦病原菌之能力。尤其對於有關內科的疾病更有效果。

在於自己所描繪的情景中，無論你扮演多麼偉大的角色，都不會去困擾到別人。既然如此，只要是令人愉快的場面就好，這才是最有效的健康法。

男唱女歌、調整Key可期待「變身效果」

在我唱的歌曲中，不僅只唱男性的歌，美空雲雀的『人戀酒』『裏町酒場』等的歌曲我也常常唱。雖然唱她的歌，但我不是仿效美空雲雀的聲調唱，而是以自己的方式來唱。

像這樣男唱女歌，完全沒有異樣感的歌相當多。反之，女性也可以唱男性的歌，『無法松的一生』是其中的一首。『無法松的一生』是男人表現出男性氣概，用捲舌音唱的一首很有吸引力的歌，但是由女性來唱，卻又增添了一種不一樣的魅力。

像這樣的歌曲，只要用屬於自己的主音調（Key）來唱，不要拘束男或女的歌，積極的唱吧！最近卡拉OK麥克風的Key可以隨意的調整，所以不論是男唱女歌，或者是女唱男歌，在技術上都不困難。

因此，在自己擅長的歌曲領域中，再加上一、兩首異性的歌曲也很好。以健康法而言，這是值得推薦的。由於是站在異性的立場來唱的歌，會更強烈的刺激想像力。和描繪歌曲情景相同，同樣的，會刺激掌管大腦情感的領域，必然會使腦細胞活性化。這也可以說是能得到「變身效果」的奇妙感受。

但雖然如此，如果男人刻意做作，模仿女人愛嬌的動作，或學女聲唱女性的歌，會使聽者有不愉快的感覺，更令人無法欣賞。

本來卡拉ＯＫ是一種雙向溝通的行為，也可以說是互相傳達感情的橋樑，因此要使聽者愉悅才行。只是一個人時，唱什麼歌都可以。但如果在場都是一些親密的人，稍稍做作也無妨。但如果場合不同時，就必須認真的唱，因為如果給予對方不愉快的感覺時，結果那種不愉快會回饋給自己。

發覺「我使某某人不愉快」時，不僅對方會產生壓力，其壓力也會回饋給本身。所以，唱卡拉ＯＫ時也應好好的遵守禮節。

本來感情的溝通，是能治療疾病，保持健康的力量。所以忽略了良好的溝通，就不能成為有效的健康法。男唱女歌的場合，和女唱男歌都是一樣，無論如何都必須認真的唱，才是促進溝通的最佳手段。

配合節奏唱歌，會喚醒人類與生俱來的節奏感

最近逛唱片行時，發現出售一些令人意想不到的ＣＤ，令人感到十分驚訝。有使人心情穩定的音樂，有促進活力的音樂，也有安撫哭泣嬰兒的音樂，真是令人佩服。聽說嬰兒還在母親腹中時，都一直在聽母親心臟跳動的聲音，因此，嬰兒出生之後一段時期，給予聽聽心音，就能安撫嬰兒使其安靜。

其實唱卡拉ＯＫ時，也有類似的情況。田端義夫是我很欣賞的歌手之一。聽他唱『歸來之船』不知何故覺得全身非常的舒暢。然而再繼續聽之後，發覺其節奏一分鐘約有七十拍，這種節奏與心臟跳動的節拍相吻合。

另外也有這種情況。就是常到我家的流行歌手服部浩子小姐的情形。她的音質好，歌曲也好；但不知何故從未唱過大紅的歌曲。但當我聽她一首新曲時，突然有一種直覺「這首歌一定會紅」。因為那首歌和『歸來之船』之節拍相同，予人相當舒暢的感覺。果然不出所料，那首『海峽之離別町』造成了轟動。這也就是表示流行的歌曲，必須具備生理的快感才行。

雖然屬於古典的節奏，但是與脈搏相似之節奏，最適合我們人類的身體。由於會喚醒人體與生俱來的節奏感，所以我們聽了，身心就會舒暢無比。

所以當我們要唱卡拉OK時，以這種觀點來選曲比較理想。由於如此配合卡拉OK，可想而知，必會喚起身體之節奏感。歌曲令人感到舒暢，對健康必然也有益處。我並不是歌曲專家，因而不甚了解，但是如果調查統計，過去曾經轟動的歌曲中，其節奏是如何，可能很有趣。但是如果將一分鐘七十拍，和心跳有關聯的節奏統計出來，可寫出一篇很轟動的論文來。

以醫學方面來說，是和「音樂療法」有關聯的領域。說不定有對心臟病患有益的歌曲，或者對更年期障礙困擾有幫助的歌曲存在，這可以說是屬於研究的領域。

主張一面打節拍唱歌，對於呼吸有好處的人，就是NAK岐阜縣分部經理長岡治生先生。長岡先生現在正在指導約四百位的卡拉OK愛好者。

根據他的經驗發覺，能夠配合節奏呼吸的人，才能正確的做呼吸。像這樣節奏與呼吸得到一致，唱歌才不會亂，相反的會感到很舒暢。年長者也會判若兩人般的恢復活力。除此之外，亦有鍛鍊腹肌之效。聽說對於進行手術者，爾後之幫助相當好。

年長者依靠與異性對唱，有「模擬戀愛」之效果

卡拉OK裡也常常有男女對唱的歌曲。但有很多人不喜歡對唱，其實對唱有許多優點。

最重要的是能培養感情。人活得越久，感情亢奮的瞬間也越來越少。其實感情

與肌肉一樣，沒有加以刺激，就會逐漸的退化。

日常生活沒有感動的情愫時，那麼精神上就會顯得萎靡。身體的抵抗力自然會降低。在這種狀況下，就算唱唱歌也難以得到健康的效果。

為了培養感情，與異性之交流最能收立竿見影之效。只有男性一起唱歌極為單調煞風景，沒有女性在場時，不但穿著方面不會講究，情調、氣氛也不會亢奮。當然，偶而只有男性一起熱鬧熱鬧也好，但有幾個女性在一起，精神上較有勁。

其實女性方面也相同，完全不須顧慮男性的注視下，情感也不容易培養。

因此，男女要一起唱卡拉OK時，應該選擇對唱法。一面唱歌，一面在腦海裡描繪歌詞中的情景，各自扮演著歌曲中的男女主角。在五分鐘內，可產生「模擬戀愛」的微妙關係。

那麼這時心中的興奮，會刺激大腦感情的領域。然後就像前面所述，舒暢的感覺會強烈的刺激身體的免疫機能，使身心得到活力。接著想要舒暢對唱的心情也油然而生，如此對身體健康方面有著良性的循環。

「勿選擇自己欣賞的歌手」，「選擇適合自己的歌」才是健康法的大前提

對於喜歡音樂的人而言，多半都有一、兩位自己崇拜的歌手。因此，選擇自己喜歡之歌手的歌來唱，也是人之常情。

可是這時候問題就產生了。因為自己喜歡之歌手的歌，和適合自己的歌，不一定一致。我偶而會唱五木寬的歌，但是，如果我的妻子在場一定會勸我：

「你的人和五木先生的溫柔體貼形象完全不吻合，還是選擇比較有男性氣概的歌比較合適。」

據我妻子說，我最適合於知識階級、無賴老大的形象。

雖然我有一些不滿，但是妻子的主張，其實也不無道理。如前面所述，卡拉OK是唱者與聽者之間溝通的橋樑。其溝通能夠順暢，互相才能增進健康。可是若只唱和自己形象不同之歌手的歌，互相共鳴交流的線就斷了。即使唱的很舒暢，但使

聽者坐立不安，產生不愉快的感覺。為什麼呢？

因為唱者以為自己很會模仿歌手唱的歌，但在不知不覺中，會將自己的性格自然流露在歌聲中，因此，不管你多麼喜歡之歌手的歌，若和自己的形象不同，最好少唱，如果一定要唱，也應以自己的方式來表達，切勿仿效。

由這點我們就可了解卡拉ＯＫ選曲的基準了。「選擇自己喜歡之歌手的歌」，是不適當的。選曲時，應該「選擇適合自己的歌」為基準才行。

我們人對於他人之好惡，往往會超越是否適合自己的基準。雖然和自己完全不同的類型，但有時候還是很喜歡。有關這點，以歌曲為基準來思考，才能比較冷靜的選擇「適合自己的歌」。

能夠找出適合自己的歌來，不僅唱歌的人覺得舒暢，聽者也能很自然的融入歌者的世界中。然後一曲終了就能很自然的鼓掌。由於如此，必然會增進彼此的健康。

假如你不知道你所唱的歌適不適合自己，看看聽眾的反應就知道。或許你以為你唱得很好，但是聽眾注意力散漫，這就是表示這首歌並不適合你。反之，如果你感到聽眾均被你的歌聲所吸引時，那麼你可確定，這首歌是非常適合你了。

擁有二、三首拿手的歌曲，才能提高唱歌的效果

有關卡拉ＯＫ選曲的方法因人而異，但大略可分為下面二種類型。

第一種類型：

經常唱一、兩首同樣的歌曲。不管走到哪裡，可以形容為一曲走天下型，這是年長者的傾向較多。

第二種類型：

不斷的翻新、增加所唱的歌曲，這以年輕人較多見。以單單享受卡拉ＯＫ的樂趣來說，屬於那一種類型都無所謂。只要本人感到快樂就好。但以健康法唱卡拉ＯＫ而言，這兩種類型瑕瑜互見。

依我的經驗而言，先準備二、三首自己拿手的歌曲，並做過正式的練習比較妥

當。其餘以輕鬆的心情再唱幾曲就可以了。必須準備二、三首自己擅長的歌曲，其用意是到陌生的卡拉ＯＫ，也能安心的唱。因為到陌生的卡拉ＯＫ時，可能和你熟悉的卡拉ＯＫ的主音調（Key）不太相同，伴奏方法也有差異。在那種場合最好不要唱新的歌曲，應掌握自己有信心的歌曲比較妥當。雖然這麼說，但如果只準備一首拿手曲，又遇到主音調（Key）不同就糟了。

所以我所提議的二、三曲，就是站在這個觀點，所計算出來的數字。擁有二、三曲拿手歌曲，就可以從容不迫的唱了，在精神衛生上是比較好的。當然，擁有自信的唱歌，比膽怯的唱歌，在健康上有更好的效果，這是不容置疑的事實。

我剛開始學習卡拉ＯＫ時也是如此。我徹底的學習『夜霧的布魯斯』和『紅黑布魯斯』二首歌的唱法，並且主音調（Key）差一度、二度都能對應。但卻發生一個很有趣的問題，現在來談談這個有趣的失敗談。

我參加了一個某大會舉辦的卡拉ＯＫ比賽。我選的曲子當然是『夜霧的布魯斯』。我在完全不怯場的情形下，站在舞台唱歌，並且很有自信可以得到優勝……。

雖然比賽時的伴奏，和我平常練習的伴奏不太相同，比較難掌握，但我均不將之看成問題。

一曲終了，我看到妻子不知何故，跑到工作人員那裡去。後來才知道，原來伴奏演奏的是『卡斯巴女人』而不是『夜霧的布魯斯』。雖然兩首歌曲的情調有些相似，但以不同曲子的音樂來伴奏，我竟然能將歌曲的三段唱完。自己也感到十分訝異。

「我們大會舉辦好幾年了，可是以別曲的伴奏把一首歌唱完，還是首見。」主持人笑著。一位我熟識的醫師評審說：「福田先生，我以為你將歌曲改編演唱。」接著他表示，能大大方方、從容不迫的唱，讓觀眾和評審都沒有發覺，實在也不簡單。不過現在的音感比當時進步了許多，不可能再發生這種糗事了。

為了增進健康，Key 投緣比男女投緣更重要

到卡拉ＯＫ餐廳去時，常常看到有些人，雖然唱歌時充滿了感情，可是在 Key 和自己的音階不同之下，用吼叫的方式唱著。

可能唱歌的人很喜歡那首歌，因為看他那麼專注充滿感情的唱法即可證明。可是值得欣賞的歌，和適合自己的歌並不相同。這點很多人均混淆不清，應多加注意。

唱和自己的 Key 相符的歌，才是健康法的原則。要不然就要依靠卡拉ＯＫ麥克風裝置的調整器調整，然後搭配自己的 Key 來唱才行。對於不適合自己 Key 的歌，以正確的腹式呼吸法來唱，是不會傷害到聲帶。但以健康層面來看，如果說「Key 投緣」比「男女投緣」更重要也不為過。

至於我的 Key 呢？是和狄克峰先生的音階相同。但是偶而我也會試唱自己 Key 以外的歌曲看看。以高音階唱田端義夫的歌，而以低音階唱法蘭克永井的歌。雖然

這麼說，我是為了訓練音域為目的而唱，並不是要推薦各位和我一樣。

如果勉強持續唱不合自己 Key 的歌，喉嚨會長息肉。不僅喉嚨會很痛，運氣不好的話，恐怕聲音會像歌仔戲反串小生那樣的沙啞。所以這點應特別留意。

但是我們這種業餘歌唱者，想尋找適合自己的歌並不容易。因為根本不了解適合自己的 Key 為何？怎麼有辦法選擇適合自己的歌呢？

因此，如果決心要好好唱卡拉ＯＫ的人，應該去找優秀的指導者，可以說那才是使唱歌進步的捷徑。也是促進健康之道。沒有指導者指導你練習的方法，就好比沒有羅盤在茫茫大海航行一般。我再重複一遍，聽起來很舒暢的歌，和唱起來很舒暢的歌，有時候並不一致。聽起來很舒暢的歌，以欣賞的心情去聆聽，對身體的健康才有幫助。

第五章

學會一些知識，卡拉ＯＫ健康法效果倍增

適當的酒量會促進肝臟血液的循環，也會提高健康法的效果

畫技高超的插圖畫家堂昌先生，是我多年的好友。同時堂先生也是狂熱的卡拉ＯＫ迷。他曾為卡拉ＯＫ伴唱帶設計圖案，當然他自己唱卡拉ＯＫ也是一流。而堂先生的「卡拉ＯＫ健康論」最特殊的地方就是卡拉ＯＫ與酒的關係。本來堂先生的酒量並不好。可是據說從他提倡一面唱卡拉ＯＫ，一面喝酒的論調以來，所謂的惡醉、泥醉、宿醉等都不曾再發生過。

確實，卡拉ＯＫ和酒的確是密不可分的。尤其是一些中年的歐里桑，他們認為「沒有酒，怎麼能唱卡拉ＯＫ」的想法堅不可移。無論是在酒吧唱、或在卡拉ＯＫ餐廳、酒鋪唱都是如此。假如是要到ＫＴＶ去唱，也都是在某些地方酒足飯飽後，然後手握麥克風狀說：「我們可以開始了！」

像這般的男性上班族、職業女性、學生等，喝了酒就想唱卡拉ＯＫ，或唱卡拉

ＯＫ就想渴酒的模式都已固定化。喝了酒，心情舒暢就想唱歌，亦或唱歌唱得心情舒暢就想喝酒。很多年輕人一開始都是以唱卡拉ＯＫ為目的，但是若是在卡拉ＯＫ餐廳或酒鋪唱歌，必然會和酒搭配在一起。

可是令人擔心的是，一面喝酒一面唱歌，或一面唱歌一面喝酒的行為，是否對健康有不良影響，而實際上有人主張這是不理想的。但是請各位仔細想想看，在喝酒時唱歌，心情必定很愉快。有些人會不喜歡卡拉ＯＫ，是因主管強迫才唱，這種人除外，一般人唱卡拉ＯＫ心情都會很愉快，因而才會捨不得放開麥克風。

只要心情感到愉快，對健康就有幫助。因此一面喝酒一面唱歌，其實根本無害。當然若喝得爛醉如泥，或抱著酒瓶不放者又另當別論了。可是若能維持適當的酒量，而能一面喝酒，一面唱歌是很受大家歡迎的。但是若在禁止喝酒的ＫＴＶ裡，我們就應當遵守不喝酒的規定。除此之外，在開放喝酒的地方，喝個二、三瓶的啤酒潤潤喉，對健康更有好處。

有一句話說「酒為百藥之長」，雖然這句話和卡拉ＯＫ無關，但喝適量的酒，本來對身體就有好處。酒能促進血液循環，刺激肝臟的功能。但若是過度的刺激，會使肝臟疲勞，而造成肝硬化。因此適量的酒能刺激肝臟，有促進血液循環的效果。

根據一些統計看來，能夠維持適量喝酒的人，都有長壽的傾向。將完全不喝酒的人，和喝酒過量的人，以及維持適當酒量的人分為三組做實驗，依據統計，喝適量酒的人最長壽。喝酒過量會損害身體，這是人人皆知的事實，把這個排除，但是喝適量酒的人，比完全不喝酒的人長壽，這個結果值得探討。

完全不喝酒的人，或者身體對酒過敏，不能接受的人也許覺得「我們滴酒不沾，過著健康正常的生活」，可是卻和會喝酒的人壽命相同，這實在太不合道理了。但以統計學來看，適量喝酒的人的確比較長壽，這也就證實了「酒為百藥之長」這句話的可信性了。

這種事實和從前未接受門診的人一樣，我都推薦他們喝適量的酒。所以唱卡拉ＯＫ還是小酌一番再唱最理想。認為一面喝酒一面唱歌對身體有害的說法太無聊。只要不是喝酒過量，如堂先生所說的那樣，可期待惡醉、泥醉、宿醉之預防效果。

所以，還是一面喝酒、一面唱歌才是促進健康之法。

勿過食而歌，八分飽才是健康法之本

曾有一位知名的女歌手說過，她說她每次要登台演唱時，經常以開演時間逆算時間來進餐。譬如，她規定自己要在表演前三個小時前進食，她一定在表演前三小時吃飯。可是有時因有臨時事故而延後演出，在那時候，表演時間雖相同，但表演歌曲必然減少。而減少的時間就以訪談來彌補。

剛進餐不適合唱歌，經過三小時才是最適當的狀態。但如果經過四、五小時後，精神狀態會開始減退，那時就不易掌握正確的節奏。

運動選手也有相同的情況。一流的選手，絕不可能在比賽前進食。他們大部分都在正式比賽好幾小時前用餐。以職業棒球選手而言，都在比賽前三、四小時少量進食，爾後至比賽結束，都不再吃東西。因為顧慮到剛進食後，動作反應會比較遲鈍，頭腦也比較不靈光。計算吃東西後到被消化，再轉為熱量的時間，大部分要隔著一段時間。

可是業餘的卡拉ＯＫ迷，不會顧慮到這些問題。有的人參加宴會飽食一餐後唱卡拉ＯＫ，也有人一面吃一面唱。甚至有些人想依唱卡拉ＯＫ來幫助消化，把它看成腸胃藥、消化劑一般。當然我們和專業歌手不同，只是為增加樂趣唱唱而已，所以和有無節奏感不太有關係，一般人覺得快樂就好。

但是以健康的觀點而言，飽食後唱歌就不值得推薦。由於唱歌時橫隔膜會收縮，結果會壓迫到胃部，造成胃部很大的負擔而產生反效果。

一般人聽到橫隔膜這個名詞，都會想像是一層薄薄的薄膜，其實不然。它是由韌帶的肌肉所形成，因此橫隔膜可以說是一層很結實的肌肉層。如果以腹式呼吸方式唱歌，由肌肉形成的橫隔膜會如蛇腹（音箱）般的收縮，因此會壓迫到胃部。如果此時胃部充滿食物，胃部所受的壓迫會更強烈。造成胃部很大的負擔。但是胃部若不是呈飽脹的狀態，其負擔自然會減輕。因此，以飽腹的狀態唱歌是不好的，至少抑制八分飽。假定進餐後想唱歌，應該等到消化到某程度後再去唱，不但能減輕胃的負擔，也才是增進健康之道。

橫隔膜是屬於肌肉，因此越鍛鍊就會越強化。雖然這麼說，但橫隔膜不可能直接鍛鍊。但要如何鍛鍊呢？可以用間接的方式來鍛鍊，使橫隔膜能上下、自在的運動。事實上很多的專業歌手，也是經常鍛鍊腹肌，這並不是為了瘦身而做，而是為了鍛鍊橫隔膜為目的。由這點看來，不管唱歌有沒有進步，日常應多鍛鍊腹肌，久而久之必可享受卡拉ＯＫ的樂趣與效果。

和飽腹相反，以空腹唱歌也不好。因為腹中空空如也，血糖值會下降，彷彿喪失馬力一般，所以腹中還是保持「中庸」最理想。

抽香菸會阻礙血液循環，使卡拉ＯＫ效果減半

至於一面吸菸一面唱卡拉ＯＫ好不好呢？答案是當然不好。和卡拉ＯＫ無關，

本來抽菸本身對身體就沒有好處，可說是一無是處。抽菸的人總是藉口可以「放鬆心情」「消除緊張」，或說「工作後一支菸，美妙似神仙」。可是其實都是藉口而已，身為醫生的我，說這句話一定錯不了。

日本對於抽菸者過於寬容，雖然和以前相較，禁菸場所已經增加，情況也改善許多，但和美國比較起來，還是有很大的落差。我的想法可能較嚴厲，我認為抽菸並不是文明人的行為。既然那麼喜歡抽菸，不如到非洲沙漠去抽，可是我這麼主張，對非洲人並不公平，他們可能會大力反彈說「不要污染我們的大自然」。

抽香菸會產生許多障礙，其中最糟糕的是，抽香菸時血管會收縮，並會造成血液循環不順暢。這對於我們人體有很嚴重的影響。例如，我們認為唱卡拉ＯＫ能增進健康，其原因之一就是能促進血液循環，可是抽香菸的作用，恰好與此相反。

投入感情很舒暢的唱歌，可使自律神經系統的功能活性化。同時因為使用了全身肌肉，而促進了血液的循環。促進血液循環，意味著能使全身細胞活絡起來，當然對腦細胞也有良好的影響。

抽香菸會使肺部充滿黑煙，再加以又使血液循環不良，不僅不能得到好的效果，反而會造成負面的影響。因此，也證明了抽菸是「百害無一利」之事實。而且抽香菸不僅對自己有壞的影響，對其周圍的人更是一大困擾。有人到卡拉ＯＫ去，在煙霧迷漫的場合中唱歌。像我這種不會抽菸的人，在那種場合就會有氣喘、眼睛刺痛、變異性結膜炎等症狀出現。

因此，我絕不會到那種場合去，也絕不會在那種地方唱歌。到那種場合唱歌，好像故意去抽二手菸一般。依據實驗的結果，如果在同一房間內，抽菸者抽五支香菸，而旁邊不抽菸的人，等於抽了一支菸。

因此奉勸不抽菸的人，為了身體的健康，不要到充滿煙霧的地方去唱卡拉ＯＫ。應選擇裝置有空氣清淨器的店比較妥當。因為在空氣乾淨的地方盡情的唱，即使流了一身汗，對身體也有很大的幫助。

盡情的唱其實很重要。前面說過，認真唱歌唱到流汗才能促進血液循環。了解這種道理後，身體要意識到這點，對唱歌才能越提高效果。然而在這種心態下，才會更認真的去唱。由於如此，卡拉ＯＫ對健康才有好處。

其中有些人，其實並不知道唱歌有什麼效果，只是醫生交代說對身體有幫助才去唱卡拉ＯＫ。雖然只有感情愉快的效果，但還是有醫學的根據。因此，認真盡情的唱最重要。不管你是要模仿石原裕次郎或者安室奈美惠，必須完全成為其對象，全力投入，發揮全身的力量去唱，不僅對健康有幫助，也能遺忘令人討厭的事，更能將壓力之鎖鍊切斷。像這般以連鎖反應，能得到各種層面的效果，是卡拉ＯＫ最大的優點。

確實，卡拉ＯＫ能使人心情放輕鬆，是一種廉價可得的樂趣。暫時可忘記工作的辛苦，不去計較得失和利害關係。並且沉醉於像「民謠」的歌詞中，沒有牽掛所以能輕鬆自在。雖然如此，但請記得不要一直抽香菸來困擾周遭的人。如果你有考慮到健康的問題，唱卡拉ＯＫ時，切勿在煙霧迷漫的場合裡唱。同時，我要勸告抽菸的人，請你還是戒菸的好。

因為戒掉香菸，可以說比唱卡拉ＯＫ有勝過十倍、百倍的健康效果。以醫學觀點看來，今後禁菸的卡拉ＯＫ將倍受歡迎。

太過介意五音不全，卡拉ＯＫ健康法效果將減半

其實我本人五音不全的程度相當嚴重。但在我的卡拉ＯＫ伙伴中，有個人剛開始時，其五音不全的程度，簡直可形容為無藥可救。但是不久之後，越來越進步，最後和專業者比起來，可以說毫無遜色，連我都不及他。因為進步，所以越來越有信心，歌也越唱越好。

我覺得他好像是在某一天突然開竅一般。我覺得音樂的感性，和家庭環境、幼小的經驗有很大的關係。例如前面所述，我幼小時，家庭幾乎沒有音樂環境，再加上曾經被音樂老師痛斥的經驗，使我對音樂越來越討厭。我並不是為自己辯護，在那種環境下，音樂的感性方面，怎麼可能培養出來呢？

可是最近的年輕人，多半一出生下來，家裡就充滿了音樂，當然音感能得以刺

激，所以在年輕人當中，幾乎沒有五音不全的人存在。任何歌曲幾乎一學就會。我在前段介紹的那位朋友，可能他的音樂性只是暫時被埋沒而已。本來就具有音樂的才能，因為卡拉OK的刺激，而喚醒他沉睡的音感吧！

像我所成長的環境中，不但沒有培養音感的人，更何況本來就不具備有音感，所以不論怎樣刺激，也不會開竅。

這主要是耳朵的問題。例如老師唱一首歌後，說「你們也唱唱吧！」有些孩子可以和老師一樣唱得很好。但是也有些孩子，無論怎麼練習也唱得不理想。這時候唱不好的孩子就會被斥責「這麼簡單也不會唱，太笨了」。其實這樣罵孩子是很不合乎道理的，因為這不是能力問題，而是感性問題罷了。但如果以此來評斷成績，這些孩子就相當值得同情了。

演奏樂器也是如此，當我們孩提時，如果能以自己的方式，簡單的彈彈吉他，同學就會十分的羨慕。但是現在的孩子，從小就開始學鋼琴，當然有的人彈得好、有的人彈得差些，但能夠演奏好幾種樂器的孩子的確不少。

因此，這是培育的環境問題，也是無可奈何的事。如果要埋怨的話，也只能埋怨自己的父母親了。對於天生就具有音感，又喜歡音樂的人來說，可能不太能相信，但這的確是事實。對音樂沒有興趣的人，無論多麼好的音樂，都不能打動他的心靈，在他聽來彷彿馬耳東風一般。

現在言歸正傳，發覺自己唱卡拉ＯＫ有五音不全的人，也不用太介意。因為就像前面說過，歌唱得好不好，或喜不喜歡，因人而異。也許透過訓練可以進步到某種水準，同時也有人會突然開竅。但是一般而言，在幼小時生活環境裡是否有音樂環境，才是決定的要因。所以長大後再來後悔已經來不及了。因此，不管你是不是五音不全，只要樂在其中就可以了。

其實我們唱卡拉ＯＫ的目的不在當專業歌星。也不是音樂性的測驗，所以音感準不準不是問題。只是因為喜歡才唱，心情舒暢，性格也必然開朗，如此才能增進健康。如果因為自己五音不全而不敢唱，一開始就不想去唱，在沒有意願之下唱歌，對身體絕對沒有益處，反而會增加壓力，在健康方面帶來反效果。

歌唱得好不好聽，與健康效果沒關係

我有個朋友對現代爵士音樂造詣很深。他是一流企業的董事。平常看起來是非常幹練的VIP，而且很威嚴。可是一談起現代爵士音樂，就如同孩子一般，露出天真的笑容，說話滔滔不絕。像這樣，一談到嗜好就判若兩人般的表現出興高采烈之情。

其實，以前我也是如此。我因為工作的關係必須穿白衣，所以外表看起來很優雅，可是我個性本質像鋼筋水泥一般，具有很古板的性格。對待人的態度令人敬而遠之。生氣起來一發不可收拾，沒有人敢來勸我。可是一談到釣魚、卡拉OK的嗜好，我立刻眉飛色舞、口若懸河。我自己並沒有發覺，但前後判若兩人的表現，我自己也相當訝異。

因此，不管唱歌也好、釣魚也好，高明與否都沒有關係。能充分融入自己的喜好世界，感到自己很幸福，這種感覺就能增進身體的健康。例如說，我常去的卡拉OK餐廳，有一位年輕的常客，無論從那個角落聽，都覺得他唱得不好。以現在的年輕人而言，很少人唱得這麼差。他自己也有自知之明，因此，他說：「我沒有辦法唱得很好，但我真的喜歡唱。」而每次都唱得很快樂。

可是另一方面，在場的客人們也沒有人會取笑他說：「唱得那麼差，不要再唱了！」反而很熱烈的給予喝采。並且神情愉快的聆聽，我也是其中之一。剛開始時我也覺得他好像在製造噪音，但是不久之後，就被他認真歌唱的表情所吸引。每次到那家卡拉OK去，心中總會想「那位年輕人，今天不知會不會來」，充滿期待之情。

其實這種人因為真正喜歡唱歌，而自然流露出其魅力出來。由於認真唱歌的態度，不管唱得好不好都具有說服力。而其為人之魅力也能完全發揮於歌聲中而引人注目。他本人在唱歌之前，都會說「我唱得不好」，其實這不是謙遜，也不是自卑，事實上他的歌聲的確相當差，聽者也覺得「確實唱得不好」，但雖然如此，他真正喜歡唱歌的那種真摯態度令人感動，所以大家都會寬容的接受他。

雖然卡拉ＯＫ只是一種娛樂性質而已，可是若沒有認真的唱，對周遭的人就無說服力。不論唱得多麼好，如果以蔑視他人的態度來唱，就沒有人願意欣賞。因為認真唱歌的心情會傳達給周遭的人，同時其舉動或其禮節令人尊敬。因此不管他唱得多麼笨拙，也會有強烈的吸引力。

由於如此，歌者本身也會融入歌曲的境界中，以健康層面精神衛生上而言，可帶來良好的結果，也能充分得到健康法的效果。

以健康法的觀點而言，唱卡拉ＯＫ越認真越好。認真的唱自然會進步，然後進步到一個程度後，就能到水準較高的場合去唱。在那種場合會增加緊張感，越緊張就會越認真唱，這就是唱卡拉ＯＫ特殊的好處。

唱得好與壞並不重要，如果喜歡唱，積極的唱就好，相信你認真唱歌的心情，必然會使聽眾深受感動。

唱歌時，稍微緊張的程度對身體有益處

聽說專業歌星，只要站在觀眾面前就會緊張。何況我們是業餘者，在人前唱歌會緊張也是想當然耳。唱歌完全不會緊張的人，不是很有自信，就是把現場的人都看成石頭般視若無睹。

有的人不能冷靜的唱歌，沒有喝酒會害羞，不敢在人前唱歌，這種心態大家都能理解。可是不會喝酒的人怎麼辦呢？還有未滿二十歲的人怎麼辦呢？

事實上，我是滴酒不沾的人，因此不會藉著醉意來唱歌。當然一開始我也很害羞，並會緊張得發抖。本來我很怕陌生人，是一個無社交的人。像我這種個性，要我在人前唱歌，非得鼓起無法想像的勇氣不可。雖然現在我已能神態自若的上台唱歌，但為何會有這麼輕鬆的心情，連我自己都不太能相信。其實這個過程，我可以形容為好像參加聯考一般的接受種種苦刑，並突破了一層厚厚的阻礙。

為什麼我會突破這道阻礙呢?原因是因為我了解卡拉OK能維持健康,並且能增進健康。同時對培養社交性和強烈的精神力有效果之故。雖然我現在唱歌已有進步,但不諱言我剛開始時唱得相當難聽,但我強忍著害羞感,壯起膽子認真的唱。同時隨著慢慢的進步,也越來越有膽量,越來越有信心,並且得到了旁人的讚美與奉承,終於培養出精神力來。

因為我是業餘者,在人前唱歌當然會緊張,完全不會緊張的人,不是過於鈍感就是膽識過人。但以醫學層面而言,因有緊張才能刺激神經,對健康才有幫助。而且,任何人緊張時,他不會一直維持這種緊張。由於緊張必然會有反彈,反而鬆懈下來,就是這點對健康有幫助。

另外和健康沒有直接的關係,但能結識各種階層的人,是卡拉OK另一個優點。我的嗜好釣魚也是如此。而卡拉OK也是和一群愛好者,雖然彼此沒什麼交談,但可以藉著歌聲互相溝通。像我這樣幾乎不會喝酒的人,在卡拉OK唱歌時,和年齡、職業都無關的人,也能像酒友一般的打成一片,可以說相當的投機。這在日常是無法想像的境界。現在由於卡拉ＯＫ的關係所結交的朋友，可以說遍布全國。如果沒有唱卡拉ＯＫ的話，我想我不可能結識那麼多朋友。

了解男女呼吸法的差異，才能提高卡拉ＯＫ的效果

和唱歌有關聯的問題，是男女的呼吸法有差異性，所以會有很大的影響。一般男性是配合胸部呼吸，以橫隔膜上下運動為中心之腹式呼吸法來唱歌。可是與此相反，女性根據胸肌功能為基本，胸郭的運動呼吸，亦即胸式呼吸為主流。由於女性有妊娠問題，橫隔膜的動作被限制，而不能進行腹式呼吸。由於如此，本來就以胸式呼吸的結構為基本，在生理或解剖學上均是如此。

一般上音樂課時，音樂老師一定會叮嚀「用腹式呼吸」。在練習演劇的場合也會交代「從丹田發聲」。總而言之，就是採取腹式呼吸，尤其女性最為重要。唸台詞時如果沒有用腹式呼吸，就沒有魅力。無論是演戲、舞蹈或者能劇，能做正確的

腹式呼吸的藝人，和做不到的人，表演效果就有天壤之別。卡拉OK的理論與此相同，以胸式呼吸唱歌的人，聲音淺沒有吸引人的力量。為要唱出扣人心弦的歌，必須從丹田發聲才做得到。

我的妻子是舞蹈家，因為腹式呼吸做不好，所以舞蹈也學不好。當然形式上是學會了，但是不能感人的舞蹈不能吸引人。學舞者均被交代要從足部呼吸，因為若無意識到足部，即不能順暢的吸進氣。以胸式呼吸舞蹈不能使人感動的理由，與卡拉OK相同。

進行腹式呼吸就能運動橫隔膜，前面說過，橫隔膜是肌肉所形成，因此鍛鍊肌肉，當然對身體有益。以胸式呼吸，不管如何盡情吐納，肺部都用不到三分之一。要使肺部能全部吸入氣，沒有用腹式呼吸法是辦不到的。當然也無法唱出有魄力又有魅力的聲音。

我這麼說並不是有岐視女性之意。但一般女性在思考方面，不能像男性那麼深奧。依據專家說，這和呼吸法有關。因為不會用腹式呼吸的關係。反之，以腹式呼吸來思考才能深入。以卡拉ＯＫ學會腹式呼吸法，才能成為思慮深遠的女性。這種論點，屬於迂迴曲折式的論法。亦即「風吹草動之原理」。

有唱卡拉ＯＫ者，比沒唱卡拉ＯＫ的人，其期待性更大，這是由於丹田盡情的發聲唱歌，會有意想不到的效果。

在卡拉ＯＫ裡即使不唱歌，只享受其愉悅的氣氛也有健康效果

其實我們也是如此，我滴酒不沾，但卻很喜歡參加酒席。和酒醉但興高采烈的人相同，能融入當場美好的氣氛，而覺得非常快樂的人不少。

以此相同，在卡拉ＯＫ場合，也有此類型的人。自己完全不唱歌，只是聆聽他人歌唱而已。對於拿著麥克風不肯離手的人，會覺得「這是什麼樣的樂趣？」但其本人不僅不會覺得無聊，而且看來很快樂的樣子，最主要他絕不會去阻礙唱歌的人。

其實這些人也是在實踐卡拉ＯＫ健康法。對那些人而言，雖然無法當主角，但

當配角也能充分得到效果。例如，在公司工作時相同，和周圍的人協調後，而能很和諧的工作一般。即使不唱歌也很快樂的人，就是在無意識中學會那樣的技巧，而能學習並加以對應。

卡拉ＯＫ完全屬於趣味世界，因此失敗亦無所謂，沒有人會故意上台唱歌失敗。假定失敗，也不會追究責任，也不會影響薪水。可是能和大家融洽的在一起，無論是趣味世界，或工作世界都很重要。

我和唱卡拉ＯＫ一樣，也很喜歡釣魚。我去釣魚時，對那些年輕的釣友說：「不僅要學習釣魚的技術，應該透過釣魚，學習能和周圍的人融洽相處的要訣。」喜好釣魚的人，大部分的人都自詡「我的技術最高超」，都是一些個性強烈的人。有大公司的老闆、律師、社會上各階層的人。

由於這些人都有相同的嗜好，所以都會考慮如何才能和大家融洽相處。如果在山上遇困，並且只剩下一塊巧克力糖時，大家會考慮如何分享這塊糖，這其中即學習了互相包容的心情，在我與釣友之間，這點是非常重要的。

我對一些年輕的釣友提及這些問題，他們多半會覺得太麻煩了，或說何必在趣味世界裡，說釣魚道精神一般，太嚴肅的道理呢？可是我覺得這種想法是不對的，能實現我的主張、經常維持向上心，才是訓練修行的方法。

卡拉ＯＫ也相同，不管唱或不唱，一起享樂的心情最重要。除了想參加比賽之外，一般都是不管唱的差距如何，只要大家和睦的打成一片就好。可是有時候也必須擁有參加比賽時優勝的精神，因為沒有這個慾望，就不會產生向上之心。

但是如果轉到壞的方向，就會得到反效果。假定你參加比賽落敗，而陷入沮喪的情緒中意志消沉，對健康就有壞的影響。有些人打高爾夫球只介意桿數，或介意輸贏。輸的話不是精神頹喪，就是懷恨對方，這不僅喪失了嗜好世界的樂趣，也會帶來可怕的障礙。

我想沒有人會以卡拉ＯＫ來做賭博的工具，但卻會有類似的情況發生。有時候一個人進步到某水準時，會因得到許多人的讚美，而想去參加大規模的比賽。想嘗試一下自己聲音的魅力與能力。其實這基本上並無害處。假如沒有得到優勝，認為自己是「練習不夠，應再多努力，下次再來參加」，精神振奮起來就沒有問題。

但是，有些人卻會這麼想「為什麼他人能入圍，我卻落榜」，或認為「評審不公平」，而忿忿不平鑽牛角尖。像這種病態的心理，可以說沒有資格參加這種趣味的世界。連對這種趣味也有深刻煩惱的人，在現實的社會生活裡，也不能從容不迫的對應。在趣味世界也不能很順利，雖然只是一種嗜好而已，但透過這個嗜好，與大家做好協調，融洽的打成一片，才是一種正確的態度。

欣賞別人的歌，也能刺激自己的身體

本來卡拉ＯＫ的效用，並非只有自己唱歌才能獲得，有時候聽聽別人的歌，也能得到很多的效果。

例如，最近的卡拉ＯＫ設備，音響效果都非常優異，並且能刺激腹部。這對於健康也是有充分的效果。我們人類除了五官之外，還有各種感覺，而一切感覺都會傳達到大腦皮質去；「又接到訊息囉！」一般的傳到大腦去。指甲、頭髮全部都會如天線般的接收資訊。有時候我們聽到某些聲音會起雞皮疙瘩，這就是表示皮膚也會接收聲音，皮膚對聲音的感覺傳到大腦皮質，而使皮膚起雞皮疙瘩。

像這樣，聲音不僅會刺激聽覺，也會刺激感覺，再加上感受性豐富，以此角度來看，可以藉著聽音樂，和聽他人的歌來訓練自己的感覺器宮。

尤其大鼓的聲音「咚嚨、咚嚨」刺激到皮膚，有時也會刺激到腹部。有時候會好像聽到從地底傳來聲音一般，而刺激到全身起雞皮疙瘩，這也證實了骨頭與皮膚都能感覺聲音。

眼睛看到的場合亦相同。譬如「擴音器非常好」「這女高音好可愛」等，一些令人感動的場面，也都是感覺傳令到大腦皮質，而使人感受到「美妙」的感覺。

因此，無論任何事，接觸感覺的目的，是要使感覺器官更敏銳化。所以不管聽好聽的音樂，或看多麼美好的事物，心中沒有美妙的感受，表示你是個感覺遲鈍的人，你會越來越沒有魅力。因此，在聽別人唱卡拉ＯＫ時，一面打著拍子，一面欣賞的態度是很重要的。

反之，如果周圍的人認真的聆聽你唱歌，你就會唱得很舒暢，而且更能融入感情。所以和歌者一起唱和的態度，對歌者是一種很大的鼓勵。例如「這裡唱得很好」「低音部分很迷人」等，歌者會因受到讚美而越唱越開懷。

這與接著自己要唱卡拉ＯＫ時有關。因此讚美他人唱歌是唱卡拉ＯＫ非常重要的禮節。因為自己在唱歌時，台下的人為了選擇自己接著要唱的歌曲，會發出吵雜的聲音。使台上唱歌的人會受影響而無法唱得很舒暢。因此，以這個角度來看，安靜聆聽他人唱歌是很重要的。因為當你聆賞別人唱歌時，受到歌曲的刺激，也會增加幾分的餘韻，當然對身體也有幫助。能品嘗歌者唱歌的餘韻，聽歌的人可以依靠聆聽品嘗餘韻，並融入其幻想世界。

像這樣，不是自己能唱歌就好，而不管其他人。而是他人在唱時，自己也陪著唱和的心態去欣賞，如此一來，可獲得自己唱歌一般的健康效果。

唱歌時不看歌詞，對防止痴呆有效

卡拉ＯＫ監視器設有「變色」裝置。歌詞一出現就會變顏色。可以一邊看著歌詞，一邊搭配著卡拉ＯＫ的節奏唱歌。因此不用記歌詞也能唱，非常方便。因為很方便，所以不能推辭著「我不記得歌詞，所以不會唱」。

可是若考慮到健康效果，不要看歌詞比較理想。也就是努力把歌詞背起來。尤其對中老年人，有防止痴呆的效果。也許有人會問：「只是如此就有效嗎？」其實為了防止老人痴呆，經常刺激五官，對任何事不要失去好奇心最重要。

在這種場合，可以依靠將歌詞全部記起來，來刺激腦細胞，有發揮防止痴呆之效。既然要背歌詞，為了得到最大的效果，最少將自己拿手的二、三首曲子的歌詞全部背起來最理想。

同時將歌詞背起來，能獲得訓練感情的機會，又容易描寫情感為其優點。如果只是跟著變色的歌詞唱歌，精神會集中於螢光幕的歌詞上，而沒有多餘的心情來描繪情感。並且動作也會受到限制，很難融入歌曲的世界裡。

但是若將歌詞全部記起來，不需要看歌詞，就可以將全部的精神集中來描繪情感。這樣的歌聲才具有說服力。由於能夠盡情的將身體、臉上表情的感情表現出來，因此可以感動在場的聽眾，可以得到意想不到的效果。

例如，經常看著歌詞唱歌的人，其視線無暇顧及聽眾的反應，因此不管你唱的技巧多麼好，聽眾聽起來會覺得很平板，毫無動人之處，這是因為歌者無法將感情融入歌曲的世界裡，所以無法變身，也不能讓人感受他的魅力。

反之，有的人唱歌雖然技巧差了些，但是身體動作可以幫助歌曲的表現，這兩種唱法其魄力就差了很多。

充分融入歌曲世界的唱法，就算是歌詞唱錯了一些，也會吸引聽眾的視線與聆聽意願。

以此角度來看，唱歌時，應將一、二首曲子的歌詞完全背起來，不要看歌詞。

尤其中老年人更應該如此。對中老年人而言，卡拉ＯＫ是最好的嗜好。因為唱卡拉ＯＫ不論對身體、或對精神上都有好處，可以維持青春的氣息。

以前在電視的猜謎節目裡，曾經看過每天早上聚集在公園的老年人們，他們都在那裡唱卡拉ＯＫ。通常他們都在唱過卡拉ＯＫ後，才回家吃早餐。由於如此，大家都異口同聲的說：「早餐好好吃哦！」或「過去不喜歡吃早餐，因為沒有食慾，從唱卡拉ＯＫ以後，竟然食慾大增。」關於這點，站在醫學角度來說，是可以充分理解與證實的。其效果會令人生氣蓬勃。

有一句話說「病中氣而生」，因此病人的心態最為重要。清晨，在充滿潔淨空氣的公園裡大聲的唱歌，心情會相當的愉快。只是一個人唱，可能會不好意思，可是大家一起唱歌比較輕鬆自然了。心情愉快，身體當然會健康。由此可見，卡拉ＯＫ對身體的好處可說是不勝枚舉。

嚴重感冒和患下痢時，唱卡拉ＯＫ會有反效果

有些人在輕微感冒、頭昏昏、或感到疲勞時，去唱卡拉ＯＫ，頓時會將感冒驅除，或將疲勞忘記。這種情形確實會發生。不僅是唱卡拉ＯＫ，只要是做自己喜歡的事都是如此。因為壓力排除當然會將疲勞忘記了。

可是得了真正的感冒或患下痢就另當別論了。因發燒或下痢，在體力減退時去唱卡拉ＯＫ，非但沒有好處，反而會有反效果。患感冒時，若到了像卡拉ＯＫ那種瀰漫煙霧的地方，可能會更惡化。因為若是認真的唱卡拉ＯＫ，是屬於一種相當耗費體力的運動，所以會消耗很多的體力。如果是嚴重的感冒或下痢，就沒有體力對應了。如此一來，不僅不能治癒，可能還會越來越嚴重呢！因此，這時候還是去看醫生，或在家休息比較妥當。

但是若非感冒或下痢等身體上的疾病，而是精神上的疾病時，像唱卡拉ＯＫ般

的做自己喜歡的事，就會有治療的效果。例如，情緒不好或頭腦不清晰、壓力加重等等，都是屬於一種精神的疾病。這時候如果到自己喜歡的卡拉ＯＫ去唱歌，可能會有完全治癒的效果。可是如果在身體已有疾病的狀態之下，再去做自己喜歡的事，就已經來不及。

不管如何，卡拉ＯＫ對健康的確有好處。但眼光要放遠，對身體的疾病也確實有幫助。譬如不易感冒、還有另外一種過敏性腸炎，也可依靠卡拉ＯＫ將壓力釋放，慢慢將疾病治癒。

包括這些間接的影響力，卡拉ＯＫ對健康層面的影響非常廣泛。如前面所述，精神煩躁、壓力的解除、防止痴呆、消除疲勞。以及肩膀酸痛、高血壓、狹心症、心肌梗塞、腦中風，尤其具有防止蛛網膜下出血的效果。

另外，胃弱、神經性胃炎、十二指腸潰瘍、頭痛、腰痛、自律神經失調、圓形脫毛症等，最近常產生的疾病，卡拉ＯＫ有可期待之效果。還有防止肥胖、不孕症、更年期障礙、防止老化、陽萎等，卡拉ＯＫ也具有其效果。

洋洋灑灑列出那麼多，好像是在看溫泉功能書一般。但實際上唱卡拉ＯＫ的確和泡溫泉有同樣的效果。這也就是說，如果住在溫泉旅館裡，晚上再唱卡拉ＯＫ的這種生活模式，對身體有很高價值的好處。當然，我們無法經常到溫泉鄉去，但至少應保持去唱卡拉ＯＫ的習慣。

第六章

唱歌的場所、唱歌的伙伴，對健康效果有不同的效果

唱歌的場所不同，健康的效果就不同

雖然唱卡拉ＯＫ對身體有好處，但因場所不同則有異。並非在任何場所唱歌，對身體均有益處。有些場所可能反而會有反效果。由於唱歌反而增加壓力之例常會發生。

前面說過好幾次，在瀰漫煙霧的卡拉ＯＫ或ＫＴＶ裡唱歌很不好，但其實在家裡亦相同。如果在家裡喝酒，然後又盡情抽菸之下唱卡拉ＯＫ，對健康反而有負面的效果。大聲唱歌雖然能夠使心底的煩惱或困擾減輕，心因性的壓力也能清除，但還是有……。

由於喝酒又抽菸，會傷害聲帶，使喉嚨發生慢性的炎症，也是咽喉長息肉的原因。可是令人訝異的是，有些人卻認為，唱卡拉ＯＫ唱到咽喉長息肉，才是最光榮之事。這可能是因為有些專業歌星，曾經住院去除息肉，所引起的模仿效應，有些人會因而自以為了不起。但這並不是一件值得推薦的事。因為最壞的結果，有可能會演變為咽喉癌。

據說，抽菸的人比不抽菸的人，罹患心肌梗塞的疾病多出三倍的機率。同時到了一九九七年，癌症死亡比例，肺癌會占最高。其中患肺癌原因之一即抽菸．雖然這個說法未經証實，但抽菸必定是其中主要原因之一。

因此，想要依靠卡拉ＯＫ來獲得健康的人，假如你有抽菸的習慣，那麼戒菸就是你首要的條件了。因為戒菸比唱卡拉ＯＫ更有增進健康的效果。即使唱卡拉ＯＫ能增進健康，但你有抽菸的話，那麼效果就相互抵消了。

抽菸不僅對其本人有害處，對周圍的人也會造成困擾。據實驗，在一個房間內，抽菸者抽了五根香菸，而同房間內不抽菸的人，等於抽了一根香菸。因此假定你在煙霧瀰漫的卡拉ＯＫ裡，待了數小時。在這當中，有幾個人共抽了五十根香菸，那麼折算起來，不抽菸的人也相當於抽了十根香菸。因此，且慢得意洋洋的說，我不抽菸又唱卡拉ＯＫ，我能得到健康。因為你在許多陌生人之間，不知不覺中已抽了好幾根香菸了。

享受有益處的卡拉ＯＫ健康法必須考慮到這一點。在空氣乾淨的環境裡，三五好友、個性相投、和樂融融，再加上正確的歌唱法等，只有在適合的條件下，唱卡拉ＯＫ才能獲得最大的健康效果。

年輕人、中年人，在年紀相仿並互相能理解歌曲的層面上進行卡拉ＯＫ，才能得到最大之益處

在卡拉ＯＫ裡，偶而會聽到六、七十歲的人唱著以年輕人為對象的歌曲。其實如果唱來並不牽強倒無妨。因為中老年人向年輕人的歌曲挑戰，其心態是很了不起的。可得到情緒上恢復年輕的效果。

可是若太牽強，唱不同年紀的歌曲，遲早會帶來痛苦。如果只是以「我也了解年輕人喜愛的歌曲」而想去表現一番，必然會有過度牽強的情形發生，這樣一來對

身體就有不良的影響。

可是由這點看來，年輕人和年輕人一起，中年人和中年人一起唱卡拉ＯＫ，可能互相的心情會比較輕鬆自在。像這樣，不同年代的歌曲，就不會出現在不同的場合裡，聽歌的人精神上也比較舒暢。例如，有時候以我們年代來看，覺得現在年輕人聽的歌，簡直是噪音。想去了解也覺得很困難。由於如此，能互相理解的同時代的人一起去唱歌，才能比較輕鬆自然，對精神上較有益處。

但是，若是在餐廳裡，也必須維持一定的禮節。譬如聽到年輕人的歌，切勿說「太吵了」，應該忍耐下來，也和年輕人一樣拍手附和。另外一方面，年輕人若聽到屬於中老年人的懷念歌曲，也切勿說「太落伍了」，至少要安靜的聽完給予喝采，這才是卡拉ＯＫ最基本的禮節。中老年人不要牽強的，要和年輕人一起努力的唱，而應改以欣賞的心態去聆聽。因為年輕人有一天也會老，等他們老了也會喜歡和欣賞這些歌曲，何必操之過急呢？

同時，每個人都擁有適合自己格調的歌，所以要向完全不同格調的歌曲挑戰，或者向不擅長歌詞的歌曲挑戰，都是一件很痛苦的事。以健康效果的觀點來說，選擇適合自己格調的歌曲，還是比較理想。

聽我這麼說，有的人可能會產生誤解。例如，披頭四或尾崎豐，有人認為「這不適合我的格調，就將之否決」不想去唱。其實不論披頭四也好、尾崎豐也好，其中也有能讓中老年人能理解的歌曲，也有相同格調的歌曲。所以勿以歌手，或其歌曲的領域去區分。而以歌曲的內容，來選擇適合自己格調的歌曲，如此一來，才能快快樂樂的去唱歌。這是想獲得健康的首要條件。

夫妻一起唱卡拉OK可重新發現彼此的魅力

日本的男性，不太喜歡帶太太外出。常常看到年輕的夫婦一起散步、逛街。可是中年男性就很少帶太太一起去逛街。同時，很多太太也認為妻子應留守在家中才是對的。有些男性，一回到家看到電燈還沒打開，就馬上發脾氣。

可是我無論到何處，都帶著太太同行。宴會也好、朋友聚會也好，我從來不會獨自赴約。要帶妻子一起去時，我都會知會對方。可是若對方要求「單獨赴約」，我會斷然拒絕。因為我的妻子，在一般的場合裡，都能擔任我的代理。由於如此，在我的工作上，可以說給予我相當大的幫助。

當然，唱卡拉OK、釣魚也都是兩人一起行動。如果到餐廳去，我會問她「妳想吃些什麼？」或「我們來點這道菜」等，因為在一起必須互相體貼對方才是。去釣魚時也相同。有時候在不知不覺中，兩人分食一個飯糰，或分享一塊巧克力，將體貼對方的心意表現出來。但這並不值得自傲，任何人在一起都會自然的表現出體貼之情。

平常都是一人行動，而冷落了對方，一旦須要關懷時才想到要和對方好好溝通，但是這時溝通已不能順暢。最重要的是在商討時，會因為甚少溝通而話題嚴肅，最後導致夫妻爭吵而已。可是若平常有注意感情的溝通，就不用擔心這種情形的發生了。

以此看來，夫妻平常一起唱卡拉ＯＫ，是非常好的家庭活動了。也是夫妻培養感情最好的方法。例如，在山上遇困、徘徊在生死之間時，就會將人的本性顯露出來。雖然事實沒有那麼嚴重，但夫妻一起去唱卡拉ＯＫ，會更了解對方的性格與本質。

本來卡拉ＯＫ是屬於嗜好世界，所以有些人是以去旅行時盡情遊玩的心情，或做平日不敢做的事的心態去唱歌。但也有些人是抱著一面唱卡拉ＯＫ，一面想表現出什麼，或想要吸收些什麼的態度。雖然卡拉ＯＫ是一種玩樂，但自然而然會將那種心態表露出來，能了解這樣的心情，夫妻間的感情就會更加密切。

有時候夫妻一起去唱卡拉ＯＫ，看到太太上台唱歌的姿態，而突然感覺「想不到太太這麼有女性魅力」，而重新發現妻子的魅力。相反的，以太太的立場來說，看到平常不唱歌的丈夫，今日站在舞台上英姿勃發的樣子，可能會再度為丈夫傾倒。

由於有這些優點，所以我非常贊成夫妻一起去唱卡拉ＯＫ。不僅會成為夫妻感情濃蜜的秘訣，也有機會再次確認彼此的長短之處。另外也可以擴大唱歌的圈子。

例如，在社團裡，和年齡、職業、家庭環境、生活背景完全不同的人，也能融洽的相處在一起。互相的考慮也很重要。如演歌世界所表現一樣，在人際關係之中，有時推、有時拉是很重要的一環。因此夫妻一起去參加社團活動，可以學習到像這樣的人際關係之訣竅。

穿上合適的和服之變身效果，對消除壓力有效

以不喜歡唱卡拉ＯＫ的人看來，也許會覺得「這種舉動太無聊」。可是在很多卡拉ＯＫ迷中，有的人去訂做了日幣好幾百萬的和服。而自以為是北島三郎或擁有好幾套如小林幸子的豪華衣裳。還有一位女性，仿效都春美，以總價好幾百萬買了蠟染的和服來穿著。但是我充分了解那些人的心情。

本來卡拉ＯＫ時，不要穿太束縛的服裝比較好。因為想依靠唱歌來鬆弛心情，穿太緊的衣服，就無法得到鬆懈精神的效果。可是另一方面，在那種豪華的場面，

盡量穿豪華的服裝來搭配，也是很有效果的。例如帶髮髻、一面揮著長刀，而唱著『名月赤城山』的歌曲，心情是非常舒暢的。

因為首先有向「難為情」挑戰的效用。我認識的一位社長，在新年會的卡拉ＯＫ大會中，巧扮女粧唱歌。我覺得對他而言，向平常不敢做的事情挑戰，是很有意義的。由於如此，能成功的將壓力消除掉。

以這位社長的例子來說，平常可以說是嚴謹耿直的化身，所以這樣的打扮，有令周遭的人感到驚訝的效果。他自己可能也有這樣的打算才會如此做。同時他也將平日無法做到的心情，寄予歌聲加以實現。總而言之，他依靠卡拉ＯＫ而得到了變身的願望。

這種變身效果對於解除壓力，有絕大的效果。例如前述，平常嚮往變成北島三郎，而購買了好幾百萬的和服，穿上它來唱歌，就能達成變身效果之意義。由於如此，增進健康的效果，是充分可以期待的。

但在這種場合，必須注意的是，例如打扮成小林幸子，時間是否適合、場面是否適合，如果弄巧成拙，只會貽人笑柄罷了。因此，必須充分考慮效果最重要。如果不能充分了解，還是穿平常衣服去唱就好了。

卡拉ＯＫ除了有益健康外，還有許多優點

可能很少人像我這樣，對於不拿手的卡拉ＯＫ這麼認真，但它的確給予我很多的好處。

大約是四、五年前的事。為了慶祝八月十六日我的生日，平常與我相交甚篤的作詞家瀧野英次先生，特別為我寫了一首詞，題名為「橫濱布魯斯」。

冷冷的小雨，落在馬車道上

男人的眼淚，彷若下著的雨……

這是一首描寫橫濱街道的詩句，美麗而憂傷。看到這首詩，作曲家杉本真人說：「讓我來作曲吧！」即一面彈著吉他，一面嘗試作曲。當然這都是他們免費贈予給

我的。

為了我的歌曲，包括星野哲郎、瀧野英次總共完成了三首。我偶而會悄悄的，自己一個人，沉醉於愉快的氣氛下，在診察的空暇唱一唱。

二年前，真葉子小姐發表『八仙花之歌』時，為了配合新歌發表會，我利用我嗜好之一——繪畫，以診察室前院的八仙花為主題，寫生送給她做紀念。

在第一興商工作的她，「八仙花之歌」是以CD唱片發行。CD唱片的封面，印著溫泉旅館的房間，而床與壁龕之間，則印著我送她的那幅畫。由於她生性溫柔體貼、善解人意，因此名氣才會那麼高，希望她能成為大紅大紫的歌星，是很多人的願望，並非我一人所盼。

以『女之流轉』『越冬花』『迎春花』等歌曲轟動歌壇，專業的藝能生活三十年的藤野敏惠小姐。也是和我很投緣的朋友。她是向妻子學舞的弟子，和我的妻子感情非常好。在現今社會中，已經很少看到這種注重禮節、純日本風格的傳統女性。她唱歌的技巧，得到很高的評價。希望像她這麼有實力的歌手，歌壇上能出現更多。

談到真正有實力的人，使我想起最近到新宿駒劇場，欣賞大月宮子小姐所表演的「夢千代日記」秀。我以為我和「駒劇場」這樣的地方，是終身無緣。可是在偶然的機會，接受替大月宮子小姐作「亂之花」等一系列歌曲的作曲家幸耕平先生的邀請，而一起前去。在大劇場裡，是鬧哄哄大爆滿的場面。我深深被演歌文化所衝擊。心體技能一致，大月宮子小姐自然儀姿的表演，在舞台上淋漓盡致的展現，令觀眾得到很大的感動。好久以來，我第一次感動得流下眼淚。人格反應於藝術，而人格才是藝術的極致，今天我才切身的體會到。

節目結束後，我們到後台看她，我們看到的是卸粧後，看來極為平凡、絲毫不做作的人。

我只要回憶到當時的情形，就深深的感覺到，卡拉ＯＫ演歌的流行，對我的人生，意義是多麼的深遠。卡拉ＯＫ不僅有增加健康的效果，同時也讓我學會了人情世故，並了解與他人溝通是多麼重要的事。

大展出版社有限公司	圖書目錄

地址：台北市北投區(石牌)　　電話：(02)28236031
致遠一路二段12巷1號　　28236033
郵撥：0166955～1　　傳真：(02)28272069

・法律專欄連載・電腦編號 58

台大法學院　法律學系／策劃
法律服務社／編著

1. 別讓您的權利睡著了 [1]　200 元
2. 別讓您的權利睡著了 [2]　200 元

・秘傳占卜系列・電腦編號 14

1. 手相術　淺野八郎著　150 元
2. 人相術　淺野八郎著　150 元
3. 西洋占星術　淺野八郎著　150 元
4. 中國神奇占卜　淺野八郎著　150 元
5. 夢判斷　淺野八郎著　150 元
6. 前世、來世占卜　淺野八郎著　150 元
7. 法國式血型學　淺野八郎著　150 元
8. 靈感、符咒學　淺野八郎著　150 元
9. 紙牌占卜學　淺野八郎著　150 元
10. ESP 超能力占卜　淺野八郎著　150 元
11. 猶太數的秘術　淺野八郎著　150 元
12. 新心理測驗　淺野八郎著　160 元
13. 塔羅牌預言秘法　淺野八郎著　200 元

・趣味心理講座・電腦編號 15

1. 性格測驗① 探索男與女　淺野八郎著　140 元
2. 性格測驗② 透視人心奧秘　淺野八郎著　140 元
3. 性格測驗③ 發現陌生的自己　淺野八郎著　140 元
4. 性格測驗④ 發現你的真面目　淺野八郎著　140 元
5. 性格測驗⑤ 讓你們吃驚　淺野八郎著　140 元
6. 性格測驗⑥ 洞穿心理盲點　淺野八郎著　140 元
7. 性格測驗⑦ 探索對方心理　淺野八郎著　140 元
8. 性格測驗⑧ 由吃認識自己　淺野八郎著　160 元
9. 性格測驗⑨ 戀愛知多少　淺野八郎著　160 元
10. 性格測驗⑩ 由裝扮瞭解人心　淺野八郎著　160 元

11. 性格測驗⑪ 敲開內心玄機	淺野八郎著	140 元
12. 性格測驗⑫ 透視你的未來	淺野八郎著	160 元
13. 血型與你的一生	淺野八郎著	160 元
14. 趣味推理遊戲	淺野八郎著	160 元
15. 行為語言解析	淺野八郎著	160 元

・婦 幼 天 地・電腦編號 16

1. 八萬人減肥成果	黃靜香譯	180 元
2. 三分鐘減肥體操	楊鴻儒譯	150 元
3. 窈窕淑女美髮秘訣	柯素娥譯	130 元
4. 使妳更迷人	成 玉譯	130 元
5. 女性的更年期	官舒妍編譯	160 元
6. 胎內育兒法	李玉瓊編譯	150 元
7. 早產兒袋鼠式護理	唐岱蘭譯	200 元
8. 初次懷孕與生產	婦幼天地編譯組	180 元
9. 初次育兒 12 個月	婦幼天地編譯組	180 元
10. 斷乳食與幼兒食	婦幼天地編譯組	180 元
11. 培養幼兒能力與性向	婦幼天地編譯組	180 元
12. 培養幼兒創造力的玩具與遊戲	婦幼天地編譯組	180 元
13. 幼兒的症狀與疾病	婦幼天地編譯組	180 元
14. 腿部苗條健美法	婦幼天地編譯組	180 元
15. 女性腰痛別忽視	婦幼天地編譯組	150 元
16. 舒展身心體操術	李玉瓊編譯	130 元
17. 三分鐘臉部體操	趙薇妮著	160 元
18. 生動的笑容表情術	趙薇妮著	160 元
19. 心曠神怡減肥法	川津祐介著	130 元
20. 內衣使妳更美麗	陳玄茹譯	130 元
21. 瑜伽美姿美容	黃靜香編著	180 元
22. 高雅女性裝扮學	陳珮玲譯	180 元
23. 蠶糞肌膚美顏法	坂梨秀子著	160 元
24. 認識妳的身體	李玉瓊譯	160 元
25. 產後恢復苗條體態	居理安・芙萊喬著	200 元
26. 正確護髮美容法	山崎伊久江著	180 元
27. 安琪拉美姿養生學	安琪拉蘭斯博瑞著	180 元
28. 女體性醫學剖析	增田豐著	220 元
29. 懷孕與生產剖析	岡部綾子著	180 元
30. 斷奶後的健康育兒	東城百合子著	220 元
31. 引出孩子幹勁的責罵藝術	多湖輝著	170 元
32. 培養孩子獨立的藝術	多湖輝著	170 元
33. 子宮肌瘤與卵巢囊腫	陳秀琳編著	180 元
34. 下半身減肥法	納他夏・史達賓著	180 元
35. 女性自然美容法	吳雅菁編著	180 元
36. 再也不發胖	池園悅太郎著	170 元

37. 生男生女控制術	中垣勝裕著	220元
38. 使妳的肌膚更亮麗	楊　皓編著	170元
39. 臉部輪廓變美	芝崎義夫著	180元
40. 斑點、皺紋自己治療	高須克彌著	180元
41. 面皰自己治療	伊藤雄康著	180元
42. 隨心所欲瘦身冥想法	原久子著	180元
43. 胎兒革命	鈴木丈織著	180元
44. NS磁氣平衡法塑造窈窕奇蹟	古屋和江著	180元
45. 享瘦從腳開始	山田陽子著	180元
46. 小改變瘦4公斤	宮本裕子著	180元
47. 軟管減肥瘦身	高橋輝男著	180元
48. 海藻精神秘美容法	劉名揚編著	180元
49. 肌膚保養與脫毛	鈴木真理著	180元
50. 10天減肥3公斤	彤雲編輯組	180元

·青春天地·電腦編號17

1. A血型與星座	柯素娥編譯	160元
2. B血型與星座	柯素娥編譯	160元
3. O血型與星座	柯素娥編譯	160元
4. AB血型與星座	柯素娥編譯	120元
5. 青春期性教室	呂貴嵐編譯	130元
6. 事半功倍讀書法	王毅希編譯	150元
7. 難解數學破題	宋釗宜編譯	130元
8. 速算解題技巧	宋釗宜編譯	130元
9. 小論文寫作秘訣	林顯茂編譯	120元
11. 中學生野外遊戲	熊谷康編著	120元
12. 恐怖極短篇	柯素娥編譯	130元
13. 恐怖夜話	小毛驢編譯	130元
14. 恐怖幽默短篇	小毛驢編譯	120元
15. 黑色幽默短篇	小毛驢編譯	120元
16. 靈異怪談	小毛驢編譯	130元
17. 錯覺遊戲	小毛驢編著	130元
18. 整人遊戲	小毛驢編著	150元
19. 有趣的超常識	柯素娥編譯	130元
20. 哦！原來如此	林慶旺編譯	130元
21. 趣味競賽100種	劉名揚編譯	120元
22. 數學謎題入門	宋釗宜編譯	150元
23. 數學謎題解析	宋釗宜編譯	150元
24. 透視男女心理	林慶旺編譯	120元
25. 少女情懷的自白	李桂蘭編譯	120元
26. 由兄弟姊妹看命運	李玉瓊編譯	130元
27. 趣味的科學魔術	林慶旺編譯	150元

28. 趣味的心理實驗室	李燕玲編譯	150 元
29. 愛與性心理測驗	小毛驢編譯	130 元
30. 刑案推理解謎	小毛驢編譯	130 元
31. 偵探常識推理	小毛驢編譯	130 元
32. 偵探常識解謎	小毛驢編譯	130 元
33. 偵探推理遊戲	小毛驢編譯	130 元
34. 趣味的超魔術	廖玉山編著	150 元
35. 趣味的珍奇發明	柯素娥編著	150 元
36. 登山用具與技巧	陳瑞菊編著	150 元

・健 康 天 地・電腦編號 18

1. 壓力的預防與治療	柯素娥編譯	130 元
2. 超科學氣的魔力	柯素娥編譯	130 元
3. 尿療法治病的神奇	中尾良一著	130 元
4. 鐵證如山的尿療法奇蹟	廖玉山譯	120 元
5. 一日斷食健康法	葉慈容編譯	150 元
6. 胃部強健法	陳炳崑譯	120 元
7. 癌症早期檢查法	廖松濤譯	160 元
8. 老人痴呆症防止法	柯素娥編譯	130 元
9. 松葉汁健康飲料	陳麗芬編譯	130 元
10. 揉肚臍健康法	永井秋夫著	150 元
11. 過勞死、猝死的預防	卓秀貞編譯	130 元
12. 高血壓治療與飲食	藤山順豐著	150 元
13. 老人看護指南	柯素娥編譯	150 元
14. 美容外科淺談	楊啟宏著	150 元
15. 美容外科新境界	楊啟宏著	150 元
16. 鹽是天然的醫生	西英司郎著	140 元
17. 年輕十歲不是夢	梁瑞麟譯	200 元
18. 茶料理治百病	桑野和民著	180 元
19. 綠茶治病寶典	桑野和民著	150 元
20. 杜仲茶養顏減肥法	西田博著	150 元
21. 蜂膠驚人療效	瀨長良三郎著	180 元
22. 蜂膠治百病	瀨長良三郎著	180 元
23. 醫藥與生活㈠	鄭炳全著	180 元
24. 鈣長生寶典	落合敏著	180 元
25. 大蒜長生寶典	木下繁太郎著	160 元
26. 居家自我健康檢查	石川恭三著	160 元
27. 永恆的健康人生	李秀鈴譯	200 元
28. 大豆卵磷脂長生寶典	劉雪卿譯	150 元
29. 芳香療法	梁艾琳譯	160 元
30. 醋長生寶典	柯素娥譯	180 元
31. 從星座透視健康	席拉・吉蒂斯著	180 元
32. 愉悅自在保健學	野本二士夫著	160 元

33. 裸睡健康法　丸山淳士等著　160 元
34. 糖尿病預防與治療　藤田順豐著　180 元
35. 維他命長生寶典　菅原明子著　180 元
36. 維他命 C 新效果　鐘文訓編　150 元
37. 手、腳病理按摩　堤芳朗著　160 元
38. AIDS 瞭解與預防　彼得塔歇爾著　180 元
39. 甲殼質殼聚糖健康法　沈永嘉譯　160 元
40. 神經痛預防與治療　木下真男著　160 元
41. 室內身體鍛鍊法　陳炳崑編著　160 元
42. 吃出健康藥膳　劉大器編著　180 元
43. 自我指壓術　蘇燕謀編著　160 元
44. 紅蘿蔔汁斷食療法　李玉瓊編著　150 元
45. 洗心術健康秘法　竺翠萍編譯　170 元
46. 枇杷葉健康療法　柯素娥編譯　180 元
47. 抗衰血癒　楊啟宏著　180 元
48. 與癌搏鬥記　逸見政孝著　180 元
49. 冬蟲夏草長生寶典　高橋義博著　170 元
50. 痔瘡・大腸疾病先端療法　宮島伸宜著　180 元
51. 膠布治癒頑固慢性病　加瀨建造著　180 元
52. 芝麻神奇健康法　小林貞作著　170 元
53. 香煙能防止癡呆？　高田明和著　180 元
54. 穀菜食治癌療法　佐藤成志著　180 元
55. 貼藥健康法　松原英多著　180 元
56. 克服癌症調和道呼吸法　帶津良一著　180 元
57. B 型肝炎預防與治療　野村喜重郎著　180 元
58. 青春永駐養生導引術　早島正雄著　180 元
59. 改變呼吸法創造健康　原久子著　180 元
60. 荷爾蒙平衡養生秘訣　出村博著　180 元
61. 水美肌健康法　井戶勝富著　170 元
62. 認識食物掌握健康　廖梅珠編著　170 元
63. 痛風劇痛消除法　鈴木吉彥著　180 元
64. 酸莖菌驚人療效　上田明彥著　180 元
65. 大豆卵磷脂治現代病　神津健一著　200 元
66. 時辰療法—危險時刻凌晨 4 時　呂建強等著　180 元
67. 自然治癒力提升法　帶津良一著　180 元
68. 巧妙的氣保健法　藤平墨子著　180 元
69. 治癒 C 型肝炎　熊田博光著　180 元
70. 肝臟病預防與治療　劉名揚編著　180 元
71. 腰痛平衡療法　荒井政信著　180 元
72. 根治多汗症、狐臭　稻葉益巳著　220 元
73. 40 歲以後的骨質疏鬆症　沈永嘉譯　180 元
74. 認識中藥　松下一成著　180 元
75. 認識氣的科學　佐佐木茂美著　180 元
76. 我戰勝了癌症　安田伸著　180 元

77. 斑點是身心的危險信號	中野進著	180 元
78. 艾波拉病毒大震撼	玉川重德著	180 元
79. 重新還我黑髮	桑名隆一郎著	180 元
80. 身體節律與健康	林博史著	180 元
81. 生薑治萬病	石原結實著	180 元
82. 靈芝治百病	陳瑞東著	180 元
83. 木炭驚人的威力	大槻彰著	200 元
84. 認識活性氧	井土貴司著	180 元
85. 深海鮫治百病	廖玉山編著	180 元
86. 神奇的蜂王乳	井上丹治著	180 元
87. 卡拉 OK 健腦法	東潔著	180 元
88. 卡拉 OK 健康法	福田伴男著	180 元
89. 醫藥與生活㈡	鄭炳全著	200 元
90. 洋蔥治百病	宮尾興平著	180 元

・實用女性學講座・電腦編號 19

1. 解讀女性內心世界	島田一男著	150 元
2. 塑造成熟的女性	島田一男著	150 元
3. 女性整體裝扮學	黃靜香編著	180 元
4. 女性應對禮儀	黃靜香編著	180 元
5. 女性婚前必修	小野十傳著	200 元
6. 徹底瞭解女人	田口二州著	180 元
7. 拆穿女性謊言 88 招	島田一男著	200 元
8. 解讀女人心	島田一男著	200 元
9. 俘獲女性絕招	志賀貢著	200 元
10. 愛情的壓力解套	中村理英子著	200 元

・校園系列・電腦編號 20

1. 讀書集中術	多湖輝著	150 元
2. 應考的訣竅	多湖輝著	150 元
3. 輕鬆讀書贏得聯考	多湖輝著	150 元
4. 讀書記憶秘訣	多湖輝著	150 元
5. 視力恢復！超速讀術	江錦雲譯	180 元
6. 讀書 36 計	黃柏松編著	180 元
7. 驚人的速讀術	鐘文訓編著	170 元
8. 學生課業輔導良方	多湖輝著	180 元
9. 超速讀超記憶法	廖松濤編著	180 元
10. 速算解題技巧	宋釗宜編著	200 元
11. 看圖學英文	陳炳崑編著	200 元
12. 讓孩子最喜歡數學	沈永嘉譯	180 元

・實用心理學講座・電腦編號 21

1. 拆穿欺騙伎倆	多湖輝著	140 元
2. 創造好構想	多湖輝著	140 元
3. 面對面心理術	多湖輝著	160 元
4. 偽裝心理術	多湖輝著	140 元
5. 透視人性弱點	多湖輝著	140 元
6. 自我表現術	多湖輝著	180 元
7. 不可思議的人性心理	多湖輝著	180 元
8. 催眠術入門	多湖輝著	150 元
9. 責罵部屬的藝術	多湖輝著	150 元
10. 精神力	多湖輝著	150 元
11. 厚黑說服術	多湖輝著	150 元
12. 集中力	多湖輝著	150 元
13. 構想力	多湖輝著	150 元
14. 深層心理術	多湖輝著	160 元
15. 深層語言術	多湖輝著	160 元
16. 深層說服術	多湖輝著	180 元
17. 掌握潛在心理	多湖輝著	160 元
18. 洞悉心理陷阱	多湖輝著	180 元
19. 解讀金錢心理	多湖輝著	180 元
20. 拆穿語言圈套	多湖輝著	180 元
21. 語言的內心玄機	多湖輝著	180 元
22. 積極力	多湖輝著	180 元

・超現實心理講座・電腦編號 22

1. 超意識覺醒法	詹蔚芬編譯	130 元
2. 護摩秘法與人生	劉名揚編譯	130 元
3. 秘法！超級仙術入門	陸明譯	150 元
4. 給地球人的訊息	柯素娥編著	150 元
5. 密教的神通力	劉名揚編著	130 元
6. 神秘奇妙的世界	平川陽一著	180 元
7. 地球文明的超革命	吳秋嬌譯	200 元
8. 力量石的秘密	吳秋嬌譯	180 元
9. 超能力的靈異世界	馬小莉譯	200 元
10. 逃離地球毀滅的命運	吳秋嬌譯	200 元
11. 宇宙與地球終結之謎	南山宏著	200 元
12. 驚世奇功揭秘	傅起鳳著	200 元
13. 啟發身心潛力心象訓練法	栗田昌裕著	180 元
14. 仙道術遁甲法	高藤聰一郎著	220 元
15. 神通力的秘密	中岡俊哉著	180 元
16. 仙人成仙術	高藤聰一郎著	200 元

17. 仙道符咒氣功法	高藤聰一郎著	220 元
18. 仙道風水術尋龍法	高藤聰一郎著	200 元
19. 仙道奇蹟超幻像	高藤聰一郎著	200 元
20. 仙道鍊金術房中法	高藤聰一郎著	200 元
21. 奇蹟超醫療治癒難病	深野一幸著	220 元
22. 揭開月球的神秘力量	超科學研究會	180 元
23. 西藏密教奧義	高藤聰一郎著	250 元
24. 改變你的夢術入門	高藤聰一郎著	250 元

·養 生 保 健· 電腦編號 23

1. 醫療養生氣功	黃孝寬著	250 元
2. 中國氣功圖譜	余功保著	230 元
3. 少林醫療氣功精粹	井玉蘭著	250 元
4. 龍形實用氣功	吳大才等著	220 元
5. 魚戲增視強身氣功	宮　嬰著	220 元
6. 嚴新氣功	前新培金著	250 元
7. 道家玄牝氣功	張　章著	200 元
8. 仙家秘傳袪病功	李遠國著	160 元
9. 少林十大健身功	秦慶豐著	180 元
10. 中國自控氣功	張明武著	250 元
11. 醫療防癌氣功	黃孝寬著	250 元
12. 醫療強身氣功	黃孝寬著	250 元
13. 醫療點穴氣功	黃孝寬著	250 元
14. 中國八卦如意功	趙維漢著	180 元
15. 正宗馬禮堂養氣功	馬禮堂著	420 元
16. 秘傳道家筋經內丹功	王慶餘著	280 元
17. 三元開慧功	辛桂林著	250 元
18. 防癌治癌新氣功	郭　林著	180 元
19. 禪定與佛家氣功修煉	劉天君著	200 元
20. 顛倒之術	梅自強著	360 元
21. 簡明氣功辭典	吳家駿編	360 元
22. 八卦三合功	張全亮著	230 元
23. 朱砂掌健身養生功	楊永著	250 元
24. 抗老功	陳九鶴著	230 元
25. 意氣按穴排濁自療法	黃啟運編著	250 元

·社會人智囊· 電腦編號 24

1. 糾紛談判術	清水增三著	160 元
2. 創造關鍵術	淺野八郎著	150 元
3. 觀人術	淺野八郎著	180 元
4. 應急詭辯術	廖英迪編著	160 元

5. 天才家學習術　木原武一著　160元
6. 貓型狗式鑑人術　淺野八郎著　180元
7. 逆轉運掌握術　淺野八郎著　180元
8. 人際圓融術　澀谷昌三著　160元
9. 解讀人心術　淺野八郎著　180元
10. 與上司水乳交融術　秋元隆司著　180元
11. 男女心態定律　小田晉著　180元
12. 幽默說話術　林振輝編著　200元
13. 人能信賴幾分　淺野八郎著　180元
14. 我一定能成功　李玉瓊譯　180元
15. 獻給青年的嘉言　陳蒼杰譯　180元
16. 知人、知面、知其心　林振輝編著　180元
17. 塑造堅強的個性　坂上肇著　180元
18. 為自己而活　佐藤綾子著　180元
19. 未來十年與愉快生活有約　船井幸雄著　180元
20. 超級銷售話術　杜秀卿譯　180元
21. 感性培育術　黃靜香編著　180元
22. 公司新鮮人的禮儀規範　蔡媛惠譯　180元
23. 傑出職員鍛鍊術　佐佐木正著　180元
24. 面談獲勝戰略　李芳黛譯　180元
25. 金玉良言撼人心　森純大著　180元
26. 男女幽默趣典　劉華亭編著　180元
27. 機智說話術　劉華亭編著　180元
28. 心理諮商室　柯素娥譯　180元
29. 如何在公司崢嶸頭角　佐佐木正著　180元
30. 機智應對術　李玉瓊編著　200元
31. 克服低潮良方　坂野雄二著　180元
32. 智慧型說話技巧　沈永嘉編著　180元
33. 記憶力、集中力增進術　廖松濤編著　180元
34. 女職員培育術　林慶旺編著　180元
35. 自我介紹與社交禮儀　柯素娥編著　180元
36. 積極生活創幸福　田中真澄著　180元
37. 妙點子超構想　多湖輝著　180元
38. 說 NO 的技巧　廖玉山編著　180元
39. 一流說服力　李玉瓊編著　180元
40. 般若心經成功哲學　陳鴻蘭編著　180元
41. 訪問推銷術　黃靜香編著　180元
42. 男性成功秘訣　陳蒼杰編著　180元

・精 選 系 列・電腦編號 25

1. 毛澤東與鄧小平　渡邊利夫等著　280元
2. 中國大崩裂　江戶介雄著　180元
3. 台灣・亞洲奇蹟　上村幸治著　220元

4.	7-ELEVEN 高盈收策略	國友隆一著	180 元
5.	台灣獨立（新・中國日本戰爭一）	森詠著	200 元
6.	迷失中國的末路	江戶雄介著	220 元
7.	2000 年 5 月全世界毀滅	紫藤甲子男著	180 元
8.	失去鄧小平的中國	小島朋之著	220 元
9.	世界史爭議性異人傳	桐生操著	200 元
10.	淨化心靈享人生	松濤弘道著	220 元
11.	人生心情診斷	賴藤和寬著	220 元
12.	中美大決戰	檜山良昭著	220 元
13.	黃昏帝國美國	莊雯琳譯	220 元
14.	兩岸衝突（新・中國日本戰爭二）	森詠著	220 元
15.	封鎖台灣（新・中國日本戰爭三）	森詠著	220 元
16.	中國分裂（新・中國日本戰爭四）	森詠著	220 元
17.	由女變男的我	虎井正衛著	200 元
18.	佛學的安心立命	松濤弘道著	220 元

・運動遊戲・電腦編號 26

1.	雙人運動	李玉瓊譯	160 元
2.	愉快的跳繩運動	廖玉山譯	180 元
3.	運動會項目精選	王佑京譯	150 元
4.	肋木運動	廖玉山譯	150 元
5.	測力運動	王佑宗譯	150 元
6.	游泳入門	唐桂萍編著	200 元

・休閒娛樂・電腦編號 27

1.	海水魚飼養法	田中智浩著	300 元
2.	金魚飼養法	曾雪玫譯	250 元
3.	熱門海水魚	毛利匡明著	480 元
4.	愛犬的教養與訓練	池田好雄著	250 元
5.	狗教養與疾病	杉浦哲著	220 元
6.	小動物養育技巧	三上昇著	300 元
20.	園藝植物管理	船越亮二著	200 元

・銀髮族智慧學・電腦編號 28

1.	銀髮六十樂逍遙	多湖輝著	170 元
2.	人生六十反年輕	多湖輝著	170 元
3.	六十歲的決斷	多湖輝著	170 元
4.	銀髮族健身指南	孫瑞台編著	250 元

·飲食保健· 電腦編號 29

1. 自己製作健康茶	大海淳著	220 元
2. 好吃、具藥效茶料理	德永睦子著	220 元
3. 改善慢性病健康藥草茶	吳秋嬌譯	200 元
4. 藥酒與健康果菜汁	成玉編著	250 元
5. 家庭保健養生湯	馬汴梁編著	220 元
6. 降低膽固醇的飲食	早川和志著	200 元
7. 女性癌症的飲食	女子營養大學	280 元
8. 痛風者的飲食	女子營養大學	280 元
9. 貧血者的飲食	女子營養大學	280 元
10. 高脂血症者的飲食	女子營養大學	280 元
11. 男性癌症的飲食	女子營養大學	280 元
12. 過敏者的飲食	女子營養大學	280 元
13. 心臟病的飲食	女子營養大學	280 元

·家庭醫學保健· 電腦編號 30

1. 女性醫學大全	雨森良彥著	380 元
2. 初為人父育兒寶典	小瀧周曹著	220 元
3. 性活力強健法	相建華著	220 元
4. 30 歲以上的懷孕與生產	李芳黛編著	220 元
5. 舒適的女性更年期	野末悅子著	200 元
6. 夫妻前戲的技巧	笠井寬司著	200 元
7. 病理足穴按摩	金慧明著	220 元
8. 爸爸的更年期	河野孝旺著	200 元
9. 橡皮帶健康法	山田晶著	180 元
10. 三十三天健美減肥	相建華等著	180 元
11. 男性健美入門	孫玉祿編著	180 元
12. 強化肝臟秘訣	主婦の友社編	200 元
13. 了解藥物副作用	張果馨譯	200 元
14. 女性醫學小百科	松山榮吉著	200 元
15. 左轉健康法	龜田修等著	200 元
16. 實用天然藥物	鄭炳全編著	260 元
17. 神秘無痛平衡療法	林宗駛著	180 元
18. 膝蓋健康法	張果馨譯	180 元
19. 針灸治百病	葛書翰著	250 元
20. 異位性皮膚炎治癒法	吳秋嬌譯	220 元
21. 禿髮白髮預防與治療	陳炳崑編著	180 元
22. 埃及皇宮菜健康法	飯森薰著	200 元
23. 肝臟病安心治療	上野幸久著	220 元
24. 耳穴治百病	陳抗美等著	250 元
25. 高效果指壓法	五十嵐康彥著	200 元

26. 瘦水、胖水	鈴木園子著	200 元
27. 手針新療法	朱振華著	200 元
28. 香港腳預防與治療	劉小惠譯	200 元
29. 智慧飲食吃出健康	柯富陽編著	200 元
30. 牙齒保健法	廖玉山編著	200 元
31. 恢復元氣養生食	張果馨譯	200 元
32. 特效推拿按摩術	李玉田著	200 元
33. 一週一次健康法	若狹真著	200 元
34. 家常科學膳食	大塚滋著	200 元
35. 夫妻們關心的男性不孕	原利夫著	220 元
36. 自我瘦身美容	馬野詠子著	200 元
37. 魔法姿勢益健康	五十嵐康彥著	200 元
38. 眼病錘療法	馬栩周著	200 元
39. 預防骨質疏鬆症	藤田拓男著	200 元
40. 骨質增生效驗方	李吉茂編著	250 元

・超經營新智慧・電腦編號 31

1. 躍動的國家越南	林雅倩譯	250 元
2. 甦醒的小龍菲律賓	林雅倩譯	220 元
3. 中國的危機與商機	中江要介著	250 元
4. 在印度的成功智慧	山內利男著	220 元
5. 7-ELEVEN 大革命	村上豐道著	200 元

・心 靈 雅 集・電腦編號 00

1. 禪言佛語看人生	松濤弘道著	180 元
2. 禪密教的奧秘	葉逯謙譯	120 元
3. 觀音大法力	田口日勝著	120 元
4. 觀音法力的大功德	田口日勝著	120 元
5. 達摩禪 106 智慧	劉華亭編譯	220 元
6. 有趣的佛教研究	葉逯謙編譯	170 元
7. 夢的開運法	蕭京凌譯	130 元
8. 禪學智慧	柯素娥編譯	130 元
9. 女性佛教入門	許俐萍譯	110 元
10. 佛像小百科	心靈雅集編譯組	130 元
11. 佛教小百科趣談	心靈雅集編譯組	120 元
12. 佛教小百科漫談	心靈雅集編譯組	150 元
13. 佛教知識小百科	心靈雅集編譯組	150 元
14. 佛學名言智慧	松濤弘道著	220 元
15. 釋迦名言智慧	松濤弘道著	220 元
16. 活人禪	平田精耕著	120 元
17. 坐禪入門	柯素娥編譯	150 元

國家圖書館出版品預行編目資料

卡拉ＯＫ健康法／福田伴男著；陳蒼杰譯
－初版－臺北市，大展，民 87
面；21 公分－（健康天地；88）
譯自：カラオケ健康法
ISBN 957-557-826-0（平裝）
1.健康法 2.卡拉 OK
411.1 87006665

原 書 名：カラオケ健康法
原著作者：©Tomoo Fukuda 1996
原出版者：株式會社　ごま書房
版權仲介：宏儒企業有限公司

卡拉 OK 健康法 ISBN 957-557-826-0

原 著 者／福 田 伴 男
編 譯 者／陳　蒼　杰
發 行 人／蔡　森　明
出 版 者／大展出版社有限公司
社　　址／台北市北投區（石牌）致遠一路 2 段 12 巷 1 號
電　　話／(02) 28236031・28236033
傳　　真／(02) 28272069
郵政劃撥／0166955—1
登 記 證／局版臺業字第 2171 號
承 印 者／國順圖書印刷公司
裝　　訂／嶸興裝訂有限公司
排 版 者／千兵企業有限公司
電　　話／(02) 28812643
初版1刷／1998 年（民 87 年）8 月

定　　價／180 元